重建孩子免疫力

陈治锟 李珈贤 / 主编

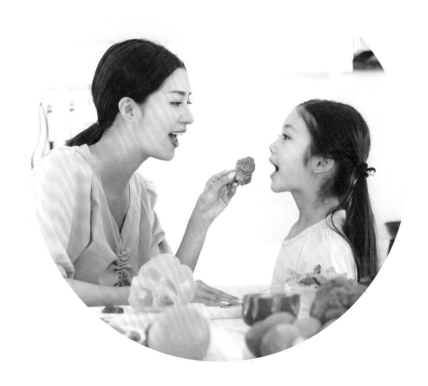

吉林科学技术出版社

图书在版编目（CIP）数据

重建孩子免疫力 / 陈治锟，李珈贤主编. -- 长春：
吉林科学技术出版社，2021.8
ISBN 978-7-5578-8503-8

Ⅰ．①重… Ⅱ．①陈… ②李… Ⅲ．①儿科学－免疫
学 Ⅳ．①R720.3

中国版本图书馆CIP数据核字(2021)第156817号

重建孩子免疫力
CHONG JIAN HAIZI MIANYILI

主　　编	陈治锟　李珈贤	
编　　委	白　腾　崔　英　郭思成　李柯璇　廉雨霏　刘颜圆	
	刘玥辰　马福霖　彭珍珍　秦　源　王晓蕾　薛睿月	
	杨　可　于　洋　岳远磊　张美丽　张铭栖　张燕芳	
出 版 人	宛　霞	
责任编辑	练闽琼	
封面设计	深圳市弘艺文化运营有限公司	
制　　版	深圳市弘艺文化运营有限公司	
幅面尺寸	170 mm×240 mm	
字　　数	300千字	
印　　张	13	
印　　数	1—5 000册	
版　　次	2021年8月第1版	
印　　次	2021年8月第1次印刷	

出　　版　吉林科学技术出版社
发　　行　吉林科学技术出版社
地　　址　长春市福祉大路5788号出版大厦A座
邮　　编　130118
发行部电话/传真　0431-81629529　81629530　81629531
　　　　　　　　　81629532　81629533　81629534
储运部电话　0431-86059116
编辑部电话　0431-81629518
印　　刷　吉林省创美堂印刷有限公司

书　　号　ISBN 978-7-5578-8503-8
定　　价　45.00元

序言

　　免疫力是身体的防火墙。免疫力强，就能把致病微生物挡在体外；免疫力差，致病微生物就会侵入身体，引发身体各种炎症以及疾病。这就是为什么在同样的环境下，面对同样的致病微生物，有的人被感染了，有的人却没有被感染；而有的人感染后，经过治疗能很快痊愈，有的人的病情却越来越严重。这就是免疫力的作用。

　　孩子自出生后，每天都会接触各种微生物，如细菌、病毒、真菌、衣原体、支原体等。孩子是否会因接触这些微生物而生病，以及孩子生病后康复速度的快慢，在很大程度上取决于免疫力的强弱。儿童时期是孩子生长发育的快速期，因此，关注孩子的身心健康非常重要，如果父母错过了维护孩子身心健康的关键期，即使以后花上好几倍的功夫，也未必可以让孩子完全恢复健康。作为父母，我们必须了解孩子的免疫力，这样才能为孩子的健康建立全方位的安全保障，做到让孩子少生病，或者加速病后恢复。

本书从孩子的生理特点出发，以增强孩子的免疫力为主线，共分六章。首先，介绍了有关免疫力的基础知识；其次，从合理饮食、选对食物、注重生活细节、接种疫苗四个方面，依次阐述了增强孩子免疫力的方法；最后，本书列举了多种因为免疫力出问题而造成的常见不适症状，提出科学的日常防护措施和饮食注意事项，让家长能正确应对。

　　父母应意识到，孩子免疫力的强弱与父母的护理是否得当有着密切的关系，孩子的免疫力可以通过后天得到加强。希望家长在读了本书后都能有所获益，祝愿每个宝宝都能健康、快乐地成长！

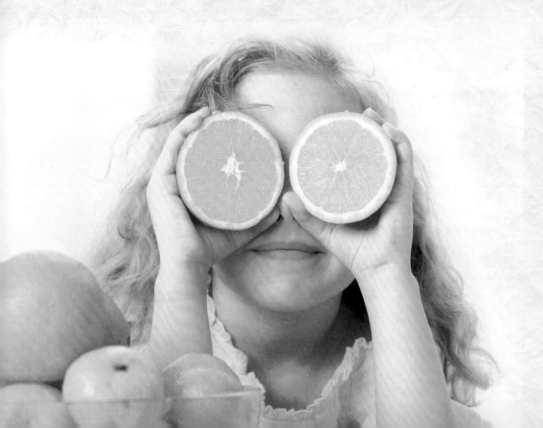

目录 CONTENTS

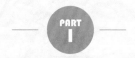

免疫力是孩子身心健康的保护伞

合理饮食，提高孩子免疫力

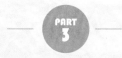

选对食物，在吃喝中轻松提高孩子免疫力

注重生活细节，全方位提高孩子免疫力

接种疫苗，强化孩子的免疫力

目录 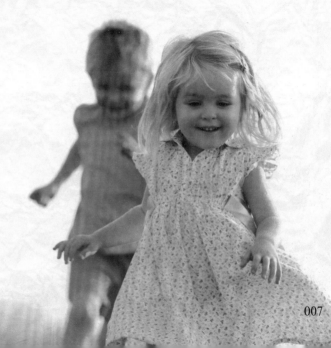 CONTENTS

PART
6

孩子免疫出问题造成的常见不适

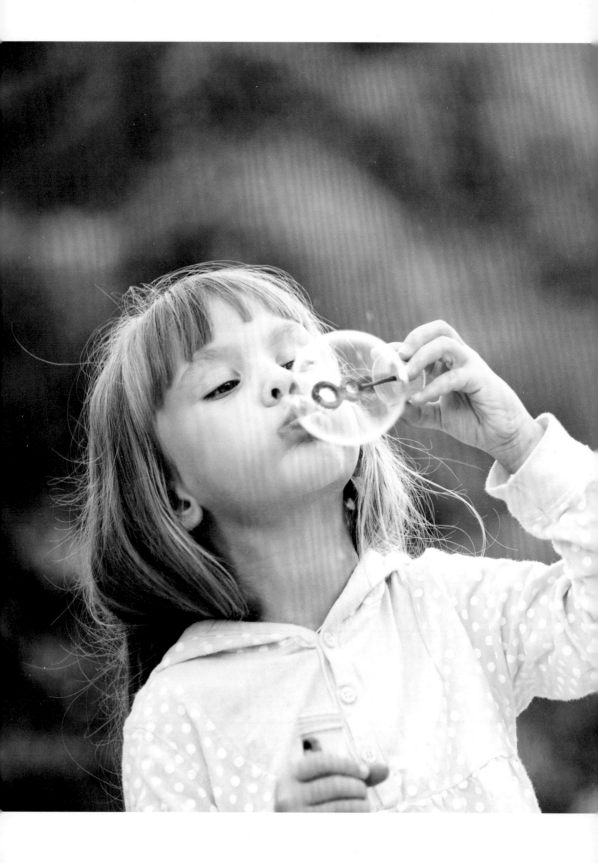

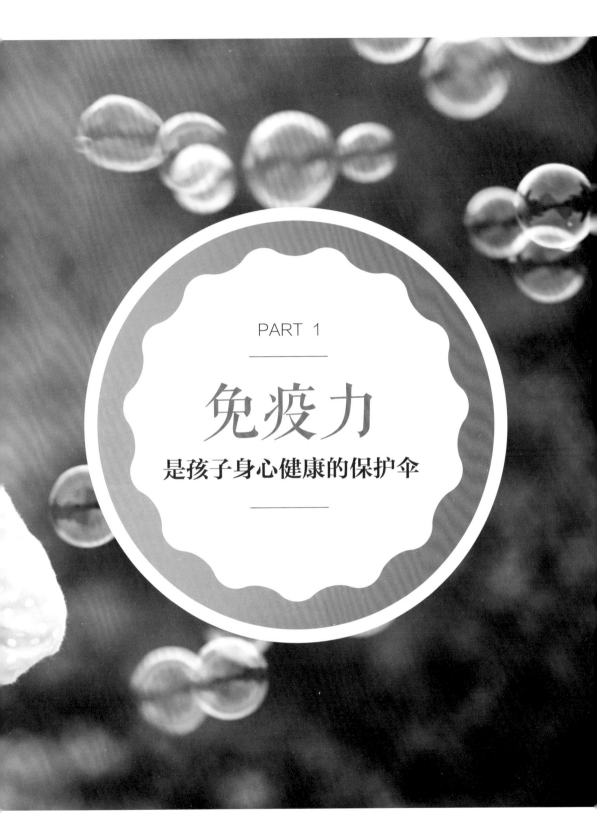

PART 1

免疫力

是孩子身心健康的保护伞

01 | 认识免疫力

什么是免疫力

免疫力其实就是人体抗病的能力，是机体抵抗外来侵袭、维护体内环境稳定性的能力，在西医范畴内被称为"免疫力"，在中医学中则被称为"正气"。《黄帝内经》中提到"正气存内，邪不可干"，强调的就是人体处于健康状态时，细菌、病毒就难以侵袭人体。

人体的免疫一般可以分为非特异性免疫和特异性免疫。非特异性免疫即生下来就具备的抗病能力，是孩子从母亲身上获得的；特异性免疫则是出生后在生活环境中慢慢形成的抗病能力。免疫力是依靠人体免疫系统来发挥作用的，不合理的营养补给违背了免疫系统的运作流程，长期下来，免疫系统就不能正常运作，机体的免疫力自然就会下降。

免疫系统的三道防线

免疫系统是一个由很多环节组成的系统，不同的环节有不同的作用。人的免疫力有一部分是与生俱来的，一部分则需要经过后天不断完善。健全的免疫系统有三大功能。

○ 防御功能

宝宝从出生就拥有一定的免疫防御能力。例如，在宝宝组织和血液中有许多能消灭微生物的吞噬细胞和物质。这种与生俱来的免疫功能，叫非特异性免疫。

此外，宝宝出生后还能获得针对性很强的免疫力，叫特异性免疫。例如，宝宝接种了卡介苗以后，就可预防结核病；接种白喉、麻疹疫苗，就会获得抗白喉、麻疹的免疫力。这是由于体内产生了针对该病原体的抗体，当再接触该病原体时就不会被感染。

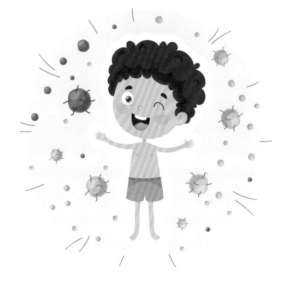

○ 自身稳定功能

自身稳定功能包括指正常机体免疫系统内部的自控机制，以维持免疫功能在生理范围内的相对稳定性。

自身稳定功能主要是抵抗入侵人体的病原体，调节身体各部位的营养供给和废物排出，及时清除体内的代谢废物和病菌，以确保体内的稳定性。

○ 监视功能

人体的免疫系统非常神奇，会自动记住身体里每个细胞的模样，如果某个细胞缺少了特定的标记，免疫系统会认定其为入侵者，该细胞就会受到攻击，例如流行性感冒病毒。如果身体出现了突变的肿瘤细胞、死亡细胞及其他有害成分，免疫系统也会随时发现并清除。通常免疫系统分辨细胞或病原体是准确无误的，如果免疫系统的辨识功能出了问题，人体就会紊乱，进而生病。

上面所说的三种免疫功能对宝宝的生命活动及身体健康有极其重要的意义。宝宝体内这三种功能的强弱程度或水平的高低代表了免疫力的强弱。一般情况下，宝宝的免疫力越强，防止疾病发生的能力也越强；宝宝的免疫力越弱，宝宝就越易生病，越容易感染各种病原体，如容易引起呼吸道感染，甚至反复感染，患各种类型的肺炎等。

免疫力过强也不行，过强可能会使人体对进入体内的灰尘、花粉、药物、微生物或食物等产生过敏反应，如食用某种食物、注射药物出现过敏反应，发生哮喘和过敏性鼻炎等疾病。如果自我稳定功能失调，就可能把自身的细胞当作"敌人"，对它们也会发生免疫反应，因而导致自身免疫病，如风湿性关节炎、风湿性心脏病、系统性红斑狼疮等。

免疫三大功能对应表

免疫防御	免疫自稳	免疫监视
阻止和清除入侵的病原微生物及其毒素。反应过强引发过敏反应，免疫功能低下易造成免疫缺陷	清除体内衰老、伤亡细胞，调节并维持自身内环境及生理功能的稳定。功能低下易造成自身免疫病	识别、杀伤和清除体内出现的突变细胞，防止肿瘤及持续感染。功能低下易患癌症及发生持续感染

极端的免疫系统问题

临床上有四个极端的免疫系统问题应该引起家长的关注，合理喂养能帮助孩子从小打好基础，强健的体魄对远离癌症、过敏反应等免疫性疾病有积极的作用。

○自身免疫病

常因免疫系统的辨识功能出现异常，对自身组织产生异常应答，进一步造成体内伤害的产生，整体来说和免疫的调控异常有关。

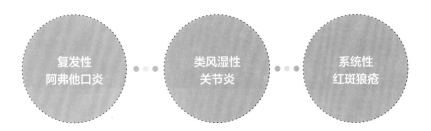

复发性
阿弗他口炎

类风湿性
关节炎

系统性
红斑狼疮

○免疫力不全

先天性免疫疾病主要分为 3 类，这些先天免疫细胞的缺损，因在婴幼儿时期发病而被诊断出来。至于后天免疫力不全，最广为人知的即为艾滋病，艾滋病的病毒攻击 T 淋巴细胞，导致 T 淋巴细胞的功能受阻碍，体内免疫功能下降。另外，部分癌症病人进行化疗的不良反应也会导致免疫系统受压抑。

○癌症

确切引发癌症的原因尚未明朗，但西医学认为与免疫的调控能力出现异常有关，中医学认为癌症的产生可能与机体阴阳失衡有关。

○过敏

如今有过敏问题的小朋友与大人都不在少数，无预警地突然发作也容易给日常生活造成困扰。饮食喂养不合理导致脾胃长期受损，遗传因素、情志受伤等都是过敏性疾病高发的原因。

孩子免疫力和体格发育的特点

10 岁之前，儿童的身体免疫能力较弱，尤其是 0 ～ 3 岁的孩子，要特别注意养护脾胃，否则容易生病。有句俗话说"三岁定八十"，这用在孩子的免疫力上也相当贴切，三岁之前孩子的免疫系统并不成熟，用宋代医者的话来说就是"小儿五脏六腑成而未全，全而未壮"，所以在喂养上要讲究。

年龄	免疫力的特点
0 ～ 3 岁	免疫器官组织尚未发育成熟，抵抗外来致病微生物的能力弱
3 ～ 7 岁	体内免疫血清抗体浓度接近成人
10 岁左右	免疫系统的免疫力和成人相当
16 周岁	免疫系统基本完善

从 6 个方面掌握小儿的体格生长规律

小儿从成胎、初生到青春期，体格一直处于不断生长发育的过程中。小儿生长发育主要受先天因素和后天因素两个方面的影响。先天因素与种族、父母、胎儿期状况等有关，后天因素与社会条件、气候、地理、营养、作息、锻炼、疾病、药物等有关。掌握小儿的生长发育规律，对于指导儿童保健以及某些疾病的防治，具有重要意义。

○体重

体重是小儿身体的重量。测量体重，应在空腹、排空大小便、仅穿单衣的状况下进行。新生儿体重约为 3 千克。出生后前半年平均每月增长约 0.7 千克，后半年平均每月增长约 0.5 千克；1 周岁以后，平均每年增长约 2 千克。临床上可用以下公式推算小儿体重：

· 1 ~ 6 个月体重（千克）=3+0.7 x 月龄

· 7 ~ 12 个月体重（千克）=7+0.5 x （月龄 −6）

· 1 周岁以上体重（千克）=8+2 x 年龄

体重测定可以反映小儿的体格发育情况和营养状况，并作为临床用药量的主要依据。体重增长过快常见于肥胖症、巨人症，体重低于均值 15% 以上者为营养不良。

○身长

身长是指从头顶至足底的垂直长度。一般 3 岁以下小儿测量卧位时的身长，3 岁以上小儿测量身高。测量身高时，应脱去鞋袜，摘帽，取立正姿势，枕、背、臀、足跟均紧贴测量尺。新生儿身长约为 50 厘米，1 周岁内以逐月减慢的速度共增长约 25 厘米，一般前 6 个月每月增长约 2.5 厘米，后 6 个月每月增长约 1.5 厘米，第二年全年增长约 10 厘米，2 周岁后至青春期前，每年增长约 7 厘米。

临床可用以下公式推算小儿身长：

· 1 ~ 6 个月身长（厘米）=50+2.5 x 月龄

· 7 ~ 12 个月身长（厘米）=65+1.5 x （月龄 -6）

· 2 周岁以上身长（厘米）=85+7 x （年龄 -2）

身长主要反映骨骼发育状况。身长在均值减 2 个标准差以下者，应考虑侏儒症、克汀病、营养不良等。

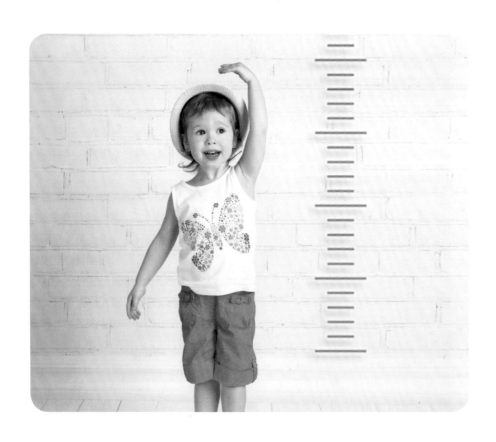

○头围

头围的大小与脑的发育有关。测量头围时用软尺，用左手拇指将软尺零点固定于头部右侧齐眉弓上缘处，软尺从头部右侧绕过枕骨粗隆最高处而回至零点，读取测量值。测量时小儿应摘帽，长发者应将头发在软尺经过处上下分开，软尺紧贴皮肤，左右对称，松紧适中。

新生儿头围约为 34 厘米，出生后 6 个月增长约 9 厘米，7 ~ 12 个月增长约 2 厘米，1 周岁时 45 厘米，第 2 年增长约 2 厘米，5 岁时增长至 50 厘米，15 岁时接近成人，为 54 ~ 58 厘米。

○囟门

囟门有前囟、后囟之分。前囟是额骨和顶骨之间的菱形间隙，后囟是顶骨和枕骨之间的三角形间隙。其测量方法为测对边中点连线距离。大约 25% 的儿童的后囟在出生时已闭合，其余也应在出生后 1 ~ 2 个月内闭合；前囟应在出生后 12 ~ 18 个月内闭合。囟门反映小儿颅骨间隙闭合情况，对某些疾病诊断有一定意义。囟门早闭且头围明显小于正常者，可能患有头小畸形；囟门迟闭及头围大于正常者，可能患有脑积水、佝偻病等。囟门凹陷多见于阴伤液竭之失水，囟门凸出多见于热炽气营之脑炎、脑膜炎等。

○胸围

胸围的大小与肺、胸廓的发育有关。测量胸围时，3 岁以下小儿可取立位或卧位，3 岁以上小儿取立位。被测者处于安静状态，双手自然下垂或平放（卧位时），两眼平视。测量者立于被测者右侧或前方，用软尺由乳头向背后绕肩胛角下缘一周，取呼气和吸气时的平均值。测量时软尺应松紧适中，前后左右对称。

新生儿胸围约 32 厘米，1 岁时约 44 厘米，接近头围，2 岁后胸围渐大于头围。一般营养不良的小儿由于胸部肌肉、脂肪发育差，胸围超过头围的时间较晚；反之，营养状况良好的小儿，胸围超过头围的时间则提前。

○牙齿

新生儿一般无牙，通常出生后 5 ~ 10 个月开始出乳牙。出牙顺序是先下颌后上颌，自前向后依次萌出，唯尖牙例外。乳牙 20 颗于 2 ~ 2.5 岁出齐。出牙时间推迟或出牙顺序混乱，常见于佝偻病、呆小病、营养不良等。6 岁后乳牙开始脱落，换出恒牙，直至 12 岁左右长出第二磨牙。

婴幼儿乳牙个数可用以下公式推算：乳牙数 = 月龄 −4（或 6）

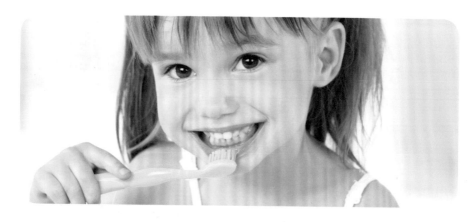

孩子的免疫力从哪里来

婴幼儿免疫系统发育尚不完全，需要父母特别保护。但有一些父母害怕宝宝生病，就会保护过度，这样做的直接后果就是削弱了宝宝自身的免疫系统，使宝宝变得像温室里的花朵一样。机体的免疫系统变得不堪一击，反而更容易生病。所以，只有措施得当才能够提高宝宝免疫系统的战斗力。

○从母体带来的免疫力

宝宝一出生就从母体中获得了一定的免疫球蛋白，可以抵抗常见的细菌和病毒的侵袭，所以 6 个月以内的宝宝一般较少发生疾病。这也是为什么在备孕的时候，我们一直强调要优生优育，在怀孕之前就要提高自己的免疫力，提升自己的身体素质，这样才能够生出一个健康的宝宝，而且宝宝自身的免疫力比较高，才能够防御出生以后的各种问题。

妈妈们除了在备孕的时候要提高自己的免疫力，同样在喂养的过程中也要坚持母乳喂养，只有母乳喂养才能够给宝宝充足的营养以及坚固的免疫力，所以如果有条件的话，还是要坚持母乳喂养。

○吃出来的免疫力

在日常生活中要注意规律饮食，让宝宝养成良好的饮食习惯，每天三餐都要定时定量地摄入，这样对于宝宝的肠胃以及身体所需来说都是一个非常好的状态。千万不要因为怕宝宝吃不好而不停地喂养，喂养过量会造成宝宝积食，肠胃消化不好，损伤孩子的脾胃，从而破坏孩子免疫力。

注意多给宝宝均衡的营养，不能因为宝宝偏食、厌食而迁就宝宝的口味，一味地迁就只会影响到宝宝的营养均衡。因为摄取足够的营养能够补益身体所需的各种营养物质以及维生素、无机盐、蛋白质、脂肪等，这些是形成免疫力非常重要的组成部分，只有营养全面均衡了才能够让宝宝有较强的免疫力。日积月累之下，宝宝才能够提高身体的免疫力，抵御各种传染疾病的入侵。

给宝宝的食物以清淡为主，少油、少盐，尽量以食物的原生态喂养，少吃一些加工食品，比如火腿肠、香肠、爆米花、各种鱼丸等。这些经过加工的食品，不利于提供宝宝身体所需的各种营养素，应当引起重视和注意，生活中最好不要食用。

○睡出来的免疫力

保持充足的睡眠，让孩子恢复体力，促进孩子生长发育，这样才能够达到一个健康的状态。对于身体的健康来说，提高睡眠的质量尤为重要。新生儿的睡眠时间可达到 20 个小时，3 岁以前的宝宝一定要睡足 10 个小时以上。

应养成早睡早起的习惯，只有充足的睡眠才能够让孩子的大脑进入到一个休息的状态。规律的作息能够帮孩子养成良好的生活习惯，一日三餐如果因为孩子的晚睡晚起而打乱顺序，则会导致营养吸收不全面，就会出现生长发育迟缓的状况，所以家长一定要重视培养孩子的规律作息，这样才能有一个健康的身体，免疫力也才会随之提高。

○打疫苗获得的免疫力

从宝宝出生起，按照规定接种疫苗，这是提高宝宝对传染病的免疫力的有效方法。父母应该严格按照计划给宝宝接种，以有效提高宝宝身体的免疫力。

科学地接种疫苗对于提升宝宝的免疫力来说是非常重要的一个方面，请家长一定不要忽视。

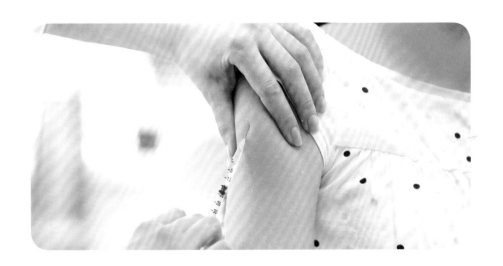

○生病得来的免疫力

对宝宝而言，轻微的疾病可以当成是对体质的一种"训练"，宝宝体内的免疫系统会因为遭受了疾病的考验而构筑出各种等级的防卫线。生病其实是锻炼和提升宝宝免疫力的重要途径，宝宝每生一次病，免疫力就会提升一个层次。所以家长不用惧怕孩子生病，有时候生病对于孩子来说也是免疫力的再一次提升。

○护理出来的免疫力

宝宝的免疫力跟父母的科学护理关系非常密切，科学的护理不仅包括衣食住行方面，也包括给宝宝营造一个轻松愉快的生活氛围。

在日常生活中，一定要适当地给宝宝增减衣物，早晚天气寒凉的时候要给宝宝加一件外套，戴上小帽子，这样可以让宝宝免受风寒的侵袭，不容易感冒发热。但也千万不要因为过于担心宝宝着凉，就把宝宝包得里三层外三层。因为宝宝的排汗系统不完善，如果包得太多反而会造成宝宝受凉，最终导致感冒。

在睡觉的时候也要给宝宝适当地盖被子，千万不要因为担心孩子怕冷而过多盖被子，否则会导致孩子因为过热而踢被子，反而更容易受凉。

○锻炼出来的免疫力

成人想要健康的身体要进行长期的锻炼，所以小宝宝一样也要适当地进行运动锻炼，以增强体质，也能够让孩子在运动过程中学习忍耐，了解运动的竞技特性，这对孩子的免疫力提升也有非常好的帮助。

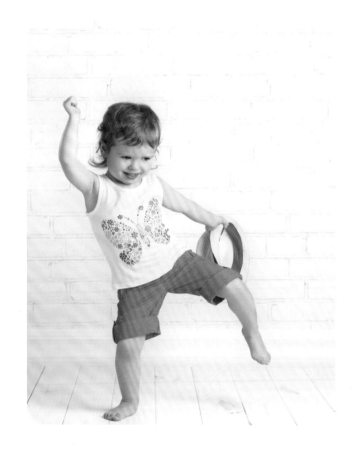

在运动的过程中能够很好地锻炼孩子的"大运动"以及身体的平衡能力，对开发孩子的右脑也有很好的强化作用。经常运动对促进孩子的血液循环、提升孩子的基础代谢都有非常好的效果。运动的强度以孩子能够承受为最佳，千万不要运动过量，造成孩子对于运动的厌烦情绪，导致以后不愿意运动。

在运动的过程中可以帮助孩子练习运动的技巧，找到运动的突破口，这样更能享受其中，帮助孩子建立自信，坚持运动，进一步提升身体的免疫力。

○夸出来的免疫力

保持乐观积极向上的心理状态，是增强宝宝免疫力的重要措施。外界刺激过于强烈的时候，宝宝的免疫力就会下降。尤其是刚入园的宝宝面对全新的环境，面对与爸爸妈妈的分离状况，情绪、精神乃至全身都会发生相应的变化，从而导致免疫力下降，因此，刚入园的宝宝往往更容易生病。

为减轻宝宝的心理压力，爸爸妈妈应保持养育环境相对稳定，多发现宝宝的长处并加以夸奖，这样能增强宝宝的自信心。宝宝自信，自身的免疫力也会提高。

在日常生活中，爸爸妈妈也要找到夸奖孩子的技巧以及方法，多肯定孩子的努力以及进步，让孩子了解到自己的努力已经被关注到，这样他才会懂得持续努力，才能够取得更好的效果。

看看孩子属于哪种免疫力低下

在医学上，免疫系统低下可分为三个方面：先天性免疫低下、继发性免疫低下、生理性免疫低下。

先天性免疫低下	
症状表现	孩子每次得病较重，且持续时间较长，比如感冒用药后还会演变成呼吸道炎症，心脏或大脑也有可能受到损伤；所患疾病可能是败血病、恶性肿瘤等；有家族遗传史
是否需要治疗	属于病态，需要积极应对与治疗
治疗恢复关键	先天性免疫低下多由基因突变引起，因此具有遗传性。及时对症治疗可能影响到免疫系统的疾病，如先天性心脏病，当心脏畸形得到校正后，孩子反复感染的情况就会明显改善。先天性免疫低下的治疗，需要根据病情采用不同的措施，一般治疗较困难，所需时间也是长久的。如果属于早产、多胎、低体重的情况，孩子一般存在五脏六腑功能虚弱的症状，此时家长要悉心呵护，找到适合自己孩子的饮食喂养方法，而不是随便增加营养。正常小孩一顿的分量在早产、多胎、低体重的小孩身上可能就需要分成两到三餐来喂养，让孩子慢慢吸收消化

继发性免疫低下	
症状表现	孩子由于感染、药物服用不当、营养不良等，导致免疫力低下。换言之，由于生理性免疫阶段的养护不合理，就会逐步形成继发性免疫低下的情况。其导致的后果并不是轻微的拉肚子、呼吸道感染的问题，而是肺炎、气管炎，甚至是其他免疫缺陷病
是否需要治疗	属于病态，需要治疗
治疗恢复关键	及时清除可能损害免疫系统的病毒或细菌病灶，更换或停用引起免疫低下的药物，避免因营养不良而影响孩子免疫系统的发育和成熟。去除这些不良因素后，宝宝的免疫功能便会逐步恢复

生理性免疫低下	
症状表现	容易感染上呼吸道疾病，如感冒等，而不是肺炎、脑膜炎、败血症等严重感染。经常是由天气变化、生活环境改变等日常情况引起的，一般可自行痊愈
是否需要治疗	属正常现象，通常不需要治疗
治疗恢复关键	生理性免疫低下是小儿常见的现象，与成人相比，孩子更容易感冒。生理性免疫低下是大多数孩子在成长过程中都必须经历的，属于正常现象。此时家长不必过度紧张、过度用药或干预，合理的作息、饮食、穿着能让孩子的免疫力慢慢增强

什么原因会导致孩子免疫力低下

有部分家长觉得自己的孩子比别人家的孩子更容易生病，一旦天气稍有变化，这种情况就更明显了。那究竟是什么原因导致孩子免疫力低下呢？

其实孩子免疫力低下的原因主要包括先天因素和后天因素两大类：

先天因素	遗传	家长自身有遗传病、免疫力不足或属于过敏体质
	特殊情况	大龄生育（男女均大于 30 岁）、双胞胎或多胞胎（胎儿营养吸收不均）
	孩子出生状况	不是足月顺产（35 周之前便生产）、病菌感染
后天因素	衣	多衣多寒
	食	偏食、挑食、饱食等
	住	居室空气不流通、床垫太软、枕头太高等
	行	吃完饭后跑跳等
	情志	情感打击等
	医疗	长期服用抗生素、抗病毒药物等

○环境因素

空气污染、噪声污染、食品污染、水污染等都是损害宝宝免疫力的罪魁祸首。如果长期处于污染的环境中，会对宝宝的免疫力造成影响。此外，刚上幼儿园的宝宝因为环境的突然改变，心理上不能迅速适应，再加上幼儿园的集体环境，免疫力也会下降。

○爱吃甜食

常吃甜食的宝宝，容易出现肥胖或者龋齿，血液中白细胞平均吞噬病菌的能力也会大幅下降，从而导致免疫力降低，乃至引发内分泌疾病。

○营养缺乏

营养是维持人体健康和免疫力正常的物质基础。暴饮暴食、挑食、偏食、节食等都会造成机体营养失衡，从而导致免疫物质的合成受阻，继而引发免疫力下降而致病。

○滥用药物

如果长期使用抗生素，人体会产生耐药性，从而打乱人体平衡。这样不但影响了宝宝的健康，还会使宝宝的免疫力大大下降。宝宝一生病，有的父母就习惯给宝宝喂药，久而久之，宝宝就会对某些药物产生依赖性，从而导致免疫功能受到影响。

○生活习惯

不良习惯也是导致免疫力下降的原因。有一些宝宝睡前习惯吃东西或抱奶瓶入睡，不刷牙或不漱口的宝宝非常容易出现扁桃体发炎。

测一测：您的孩子免疫力达标吗

想知道孩子的免疫力如何吗？快来做做下面这组测试，看看孩子的免疫力处于什么水平。

1. 你经常带宝宝出去散步吗？	是( )	否( )
2. 气候变化时宝宝是否很容易生病？	是( )	否( )
3. 流行性感冒发生时，宝宝是否很少幸免？	是( )	否( )
4. 你是否注意宝宝的饮食搭配，是否能做到营养基本均衡？	是( )	否( )
5. 宝宝是否经常患呼吸道感染，一年可能达到5～6次？	是( )	否( )
6. 宝宝出生后是否以母乳喂养为主？	是( )	否( )
7. 是否宝宝稍有不适你就给他（她）吃药？	是( )	否( )
8. 宝宝是否性格开朗，爱玩爱笑？	是( )	否( )
9. 宝宝是否经常在家里待着，不出去活动？	是( )	否( )
10. 宝宝是否养成了勤洗手、勤换衣服的好习惯？	是( )	否( )
11. 宝宝是否白天睡觉，晚上玩到很晚？	是( )	否( )

计分办法

如果 1、4、6、8、10 题的回答是"是"，得 1 分；回答是"否"，得 0 分。

如果 2、3、5、7、9、11 题的回答是"是"，得 0 分；回答是"否"，得 1 分。

评分 0 ~ 4 分

表明宝宝免疫力较差，容易得病。需要向医生咨询，可以通过血液和细胞检查来评价免疫力水平。需要医生根据临床检验结果，对宝宝针对性地提供增强免疫力的建议。

评分 5 ~ 8 分

表明宝宝的免疫系统有些问题。应该在饮食安排上下点功夫，合理补充所需营养，还要常带宝宝到户外活动。

评分 9 ~ 11 分

恭喜你，表明宝宝的免疫力很强，宝宝很健康。维持现状，注意均衡饮食、规律作息、科学运动即可。

02 | 免疫力的分类

主动免疫

主动免疫虽然不像被动免疫那样，从宝宝一出生时就开始保护他，但绝对是"最勇敢"的，因为主动免疫是随着宝宝成长逐渐获得的，是身体在跟疾病的"遭遇战"中产生的，是在不断地暴露于疾病中或通过疫苗接种而发展起来的，是宝宝抗击疾病的"急先锋"！宝宝出生后，在成长过程中，会接触各种细菌、病毒，会生病，还要接种疫苗，这样，宝宝的身体都会接触到外来抗原，体内就会产生对抗这种抗原的特殊抗体，这就是主动免疫。当再次接触这种细菌、病毒等异物的侵犯时，抗体会联合其他免疫细胞，和它们展开搏斗，来保护宝宝不生病。这种主动获得的免疫力可以持续很长的时间，长久地保护宝宝！

被动免疫

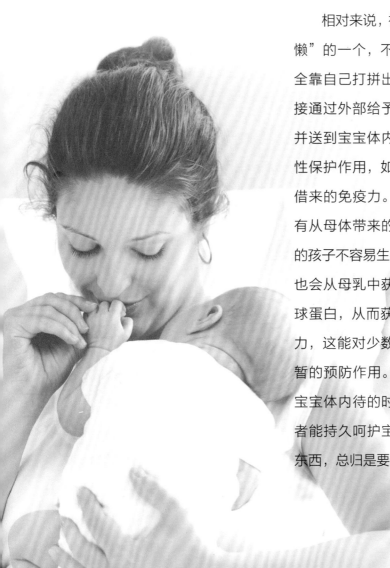

相对来说，被动免疫是比较"偷懒"的一个，不像主动免疫那样，全靠自己打拼出来。被动免疫是直接通过外部给予抗体等免疫成分，并送到宝宝体内，从而获得的暂时性保护作用，如同身体从其他地方借来的免疫力。宝宝出生时，体内有从母体带来的抗体，所以月龄小的孩子不容易生病。宝宝吃母乳时，也会从母乳中获得大量的血清免疫球蛋白，从而获得对抗疾病的免疫力，这能对少数疾病产生快速、短暂的预防作用。不过，被动免疫在宝宝体内待的时间并不长，不如前者能持久呵护宝宝，毕竟是借来的东西，总归是要还的。

03 | 制订科学的免疫力提升方案

　　提高宝宝的免疫力、减少宝宝生病的概率是每个父母都需要关注的事情，因此父母有必要制订一些提升宝宝免疫力的方案，科学地打造属于宝宝自己的免疫力。但是每个时期的宝宝提高免疫力的方法也不尽相同，如何科学地提高宝宝免疫力是每个父母都应该学会的。

新生儿期孩子的免疫力提升计划

　　当宝宝还在妈妈的肚子里时，就通过脐带从母体接受了一些抗体，相当于获得了一层天然的保护屏障，新生的宝宝可以凭借它抵抗一些疾病的发生。但是，这些抗体只能够为宝宝筑起第一道防护体系，此时宝宝体内的白细胞功能还不健全，在宝宝体内也只能维持很短的一段时间，因此，新生儿期是免疫力很差的一段时期，父母应该想尽办法让宝宝的免疫系统快快发育起来。以下是帮助新生儿提升免疫力的具体方案。

○尽量以母乳喂养

　　母乳营养丰富，含有机体需要的各种营养物质，尤其是充足的优质蛋白质，有利于新生儿的智力发育。

　　母乳中含有多种免疫球蛋白，可增强新生儿的免疫力，是牛奶、羊奶和其他人工代用品所无法比拟的。美国医学会婴幼儿健康专家称，坚持母乳喂养 6 个月以上的宝宝，儿童期得癌症的情况会相对少得多。因此，母乳喂养是提升新生儿免疫力的最好方法。有条件母乳喂养的妈妈，应在宝宝出生后至宝宝 6 个月大时坚持只给宝宝喂食母乳。即使给宝宝喂食辅食之后，也要继续母乳喂养，直到宝宝断奶。母乳不足的妈妈也要尽量坚持母乳喂养 4 个月，对宝宝来说，只要能吃到母乳就好。

获得性免疫力产生的免疫物质有很多种，其中最重要的是抗体。人感染到甲型肝炎病毒后，不论曾经是否有过患病经历，均可以产生抵抗甲型肝炎病毒的抗体，保护人体免受该病毒感染。抗体主要存在于血液中，也存在于唾液、泪液以及哺乳妇女的乳汁等分泌液中。由于一般成人在生活中总会受到少量病原微生物的刺激，虽然感染了不一定生病，但血液和分泌液中有了抗体，尤其在产妇刚生下新生儿的头几天里，产生的乳汁为初乳，其中含有的抗体最为丰富，新生儿在吸乳时可将母亲乳汁中的抗体一并吸取，也就得到了对那些病原微生物的免疫力，可防止感染。所以从免疫学的角度看，母乳喂养大大优于人工喂养，尤其在产后几天的初乳，应提供给新生儿。

○充足的睡眠让宝宝的免疫系统"养足精神"

新生儿每天应保证 20 小时左右的睡眠时间。充足的睡眠能使新生儿的身体通过休息恢复活力，从而减轻免疫系统的负担。

○接种疫苗，免疫力才有保障

接种疫苗能够刺激新生儿的身体产生抗体，保护新生儿免于感染某些危险的传染病，或降低患感染性疾病的可能性。因此，新手父母一定要遵照儿童免疫程序表的时间，定时给宝宝接种疫苗，这比多穿衣、多盖被重要得多。

○运用色彩刺激宝宝的免疫系统

新生儿比较喜欢暖艳、明快的色彩，这会让宝宝的心情愉快，从而促进大脑和免疫系统的发育。

断奶期孩子的免疫提升计划

断奶期也是宝宝免疫力较弱的一段时期，6个月后的宝宝，来自母体的免疫力基本消耗殆尽，免疫系统尚不健全，宝宝自身产生的免疫球蛋白很少，如果再缺乏母乳做后盾，宝宝的免疫系统将非常薄弱。因此，断奶期的宝宝对外界不良刺激的抵御能力比较弱，特别容易患水痘、痱子、皮疹等疾病。此时如果不及时发现和治疗，这些疾病会给宝宝带来严重的影响。因此，宝宝不舒服的时候父母定要加倍小心，及时带宝宝就医。断奶期的宝宝提高免疫力的方法跟新生儿期有所不同。

○补充营养

宝宝6个月以后，母乳中的营养已不能满足宝宝的生长发育所需，父母要及时、科学地给宝宝添加辅食和配方奶粉。从辅食中获得免疫力对宝宝来说很有必要，它会使宝宝的免疫系统更完善。

当开始给宝宝添加辅食时，可以参考下面这些食物。

富含维生素A的食物：红薯、胡萝卜、杏等。

富含维生素C的食物：猕猴桃、哈密瓜等水果。

富含维生素 E 的食物：坚果、豆制品、牛奶等。

富含无机盐的食物：五谷杂粮，如燕麦、大麦、玉米、小米等。

注意辅食添加的顺序和原则、食物的选择和制作方法，在营养上要做好母乳与辅食的衔接。

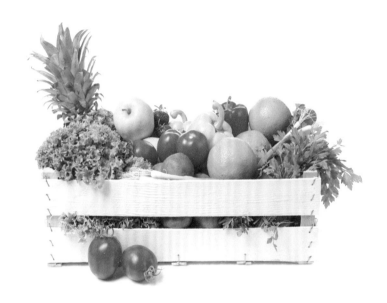

◯多晒太阳

除了恶劣天气外，尽量每天带宝宝出门走走。每天半小时的身体活动和日光浴，可以很好地起到增强体质的作用。日光中含有红外线，可使血管扩张、身体温暖，进而增强免疫力；日光还可以促使体内合成维生素 D，帮助钙、磷吸收，使骨骼长得结实，预防和治疗佝偻病。

初入园孩子的免疫提升计划

随着年龄的增长，宝宝自身的免疫系统逐渐发育成熟，免疫力也逐渐提高。3 岁以后的宝宝，自身免疫力会有明显提高。但初入园的宝宝，由于生活环境发生了较大的改变，接触的人也相应变多，会接触到更多、更广泛的病菌，而宝宝自身缺乏相应的免疫机制，此时的宝宝也容易生病。初入园的宝宝的提升免疫要做到以下几点。

○选择健康的食品

宝宝需要摄取维生素和无机盐来构建强壮的免疫系统，而一些营养物质必须从食物中摄取。健康食品包括富含维生素 A 的食物、富含维生素 C 的食物、能够提供维生素 E 的食物等，还有所有的谷物，如燕麦、大麦，都含有各种各样的无机盐。

○少吃含糖食物

糖会降低白细胞的活力，进而削弱宝宝身体对细菌的反应能力。

○定期锻炼

定期做运动有助于宝宝循环系统的运转，而且能帮助他们消化，改善胃口。确保每天至少运动半小时。运动的强度不必很大，简单的滚爬就可以。

○多和其他宝宝接触

通过接触其他宝宝，可以刺激宝宝的免疫反应，增强宝宝的免疫力，从而降低对过敏原起反应而引发气喘的概率。早在 2000 年，《新英格兰医学杂志》发表文章指出，13 岁以下的宝宝如果幼小时和较年长的孩子相处，日后患气喘的概率会减少 50%。

○天凉慢添衣

耐寒锻炼是提高宝宝对寒冷反应灵敏度的有效方法。未经寒冷锻炼的宝宝更容易感冒。一般来说，宝宝比大人多穿一件单衣就可以了。

○减少压力

研究显示，宝宝承受的压力越大，越容易感冒。父母应多指导宝宝学习放松的技巧，多参与集体活动，别让压力压垮了宝宝的免疫力。

早产儿的免疫力提升方案

相对来说，早产儿比足月儿的免疫系统发育更不成熟，故对某些感染病的免疫力较弱，易引起败血症，该病死亡率可达 30%。早产儿的胎龄越小，免疫力越差。因此，如何让宝宝少生病，成了每个早产儿家庭最关心的事。

○早产儿的喂养

如果条件允许，早产儿要尽量在医院的早产儿室护理到满月，如果过早将宝宝带回家，要注意保暖，室温应在24℃，相对湿度应在55%～65%。

以母乳喂养为佳，间隔时间不定，奶量亦可不计。不能吮吸者，可用滴管喂养。宝宝体重越小，喂养的间隔时间越短，每次喂食量要少，具体喂食量以体重增长为准。

维生素及无机盐的补充也很重要。宝宝出生后应根据医生建议适量补充维生素 A、维生素 C、维生素 D、维生素 E、叶酸、铁剂等物质。

○早产儿应特别注意防止感染

早产儿免疫力低，应避免与感冒或患有其他感染性疾病的病人接触，不要将宝宝抱到人多或者空气不流通的地方。家人中如有人患了感冒等疾病，应及时与宝宝隔离，防止传染给宝宝。早产儿洗浴时，要特别注意不要污染了肚脐。早产儿的呼吸系统发育不完善，尤其在春季，更容易发生呼吸道疾病。因此，给宝宝提供的卧室应该向阳，要保持室内空气流通，温湿度适宜。

剖宫产孩子的免疫力提升方案

剖宫产分娩对宝宝的健康有一定的影响，最突出的表现就是剖宫产宝宝的免疫力较低，主要体现在以下几个方面。

①剖宫产的宝宝肺部没有经过产道挤压，出现呼吸系统并发症（湿肺、肺透明膜病）的可能性比自然分娩的宝宝高。

②剖宫产的宝宝，日后容易出现感觉综合失调、多动、情绪敏感、注意力不集中等问题。

③剖宫产的宝宝，免疫球蛋白的含量普遍较低，免疫力要比正常分娩的宝宝低，易患感染性疾病。

④剖宫产的宝宝，肠道乳酸杆菌和长双歧杆菌数量比自然分娩的宝宝要低，宝宝患腹泻及食物过敏的风险较大。

如何提升剖宫产宝宝的免疫力?

①补充乳铁蛋白可以提升免疫力。乳铁蛋白是母乳中的核心免疫蛋白，很多配方奶粉就是针对剖宫产宝宝的特点，特别添加了高含量乳铁蛋白，可以有效提升机体免疫系统的功能。

②添加益生菌，强化肠道免疫防线。人体的肠道分布着丰富的肠道菌群。针对此特点，有的配方奶粉搭配了有利于建立以双歧杆菌为主的健康肠道菌群的益生菌和益生元组合，营养素种类丰富，可以强化剖宫产宝宝的肠道免疫功能。

③优化脂肪酸，让宝宝的呼吸系统更健康。有数据表明，婴幼儿哮喘的发病率与脂肪含量以及脂肪中亚油酸与亚麻酸的比例有关系。一些婴幼儿奶粉专门针对剖宫产宝宝合理配比了脂肪酸，降低了亚油酸与亚麻酸比例，可以有效减少剖宫产婴儿哮喘的发病率，让宝宝的呼吸系统更健康。

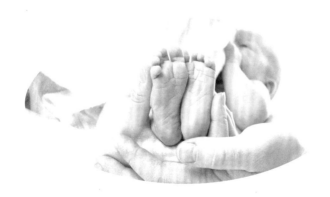

04 | 走出提升免疫力的误区

 免疫力就是抵抗力

所谓"抵抗力"指的是在中枢神经系统的控制下，人体的各个系统分工合作，密切配合，保证了人体生命活动的正常进行。其中，免疫系统是一个非常重要的组成部分。免疫系统的主要功能是防御外界病原微生物的侵入，而防止各种疾病。实际上，人体的这种防御能力就是抵抗力。

而免疫力是一种防御机制，它能识别和消灭外来异物，可以将自身坏的细胞进行处理，是人体最重要的一种生理反应。如果免疫力低下，就容易导致一些异常疾病的发生，比如经常性的感冒、发热。

免疫力是影响抵抗力的最主要因素，如果出现抵抗力低下，一方面考虑和免疫力受损有一定的关系，但同时也要考虑和饮食、环境等都有一定的关系，所以免疫力和抵抗力并不完全是一回事。

现代免疫学认为，提高免疫力是人体识别和排除"异己"的生理反应。人体内执行这一功能的是免疫系统，有多种方法可以增强免疫力，例如饮食调理。

免疫力越高越好

免疫力过低、过高都对人体不利，只有维持适度的免疫力，对人体才最为有利。免疫力低下易患各种疾病，尤其是婴幼儿，因其免疫系统发育尚未完善，对各种病原微生物的免疫力低，所以易患呼吸道、消化道的各种感染性疾病。老年人由于免疫系统逐渐衰退，免疫功能下降，易患各种疾病，且患病后恢复缓慢。正常成年人的免疫功能代表人体正常免疫功能，具有适度免疫力且处在免疫稳定的动态平衡之中，对外来的细菌、病毒等病原微生物，量少时可以消灭，防止感染，量大时感染后亦易于恢复；对体内的衰老死亡细胞及其他有害或无用之物，能予以清除，以免自身免疫病的发生。但也有不少人却因免疫调节失衡而免疫反应过强，对身体危害极大。例如个别青壮年患了肝炎后，由于其免疫反应过强，杀死了大量的肝炎病毒，但在病毒被杀死的同时，大量肝细胞亦因此而遭殃，造成急性重型肝炎及急性肝坏死，后果严重。

免疫力对身体抗病的重要性已家喻户晓，遍布市场的各种保健品大多标出"本品能提高免疫力"的词句，以表示该保健品的上乘质量而吸引消费者购买。婴幼儿及老年人适当进补保健品是合理的，但对于正常成年人实无必要，因为人体内有一个非常精细的免疫调节网络，随时都在调节免疫力，使之处于最佳状态。若进食"增强免疫力"的补品，一般也不会提高免疫力，如若过量，反而会使免疫调节紊乱，反而不利于健康。

免疫力强的宝宝不生病

父母往往存在这样一个认识误区，免疫力强的宝宝不生病。其实不然，正确来说，免疫力强的宝宝不容易得病，即便是生病，也能很快恢复。免疫力有"先天性免疫"和"后天性免疫"之分。先天性免疫是与生俱来的，如胃酸、唾液酸、呼吸道黏膜、血液里的细胞都能够杀菌，排汗、排尿、排便也能清除和抑制细菌。这些都属于先天性免疫，没有专一性，不针对某一种病毒、细菌，即非特异性免疫。后天性免疫是人体在接触特定抗原后才获得的，是获得性免疫，即特异性免疫。只有当人体的免疫系统和病菌"交战"过后，体内的免疫系统被激活了，下一次病菌再来侵犯时，免疫系统才会拉响警报，积极抵抗。这种免疫系统越有战斗经验，免疫力就越强。所以，父母不要过于期望宝宝不得病，实际上，宝宝每次生病，体内的免疫系统都会与病菌激烈厮杀，宝宝的免疫力就会上一个台阶。

 经常生病就是免疫力差

有些宝宝经常感冒、发热，并不是因为身体没有免疫力或免疫力差，而是因为宝宝接触病原体的机会比其他宝宝多。例如，当宝宝处于充满了病原体的空气中或拥挤的人群里，由于吸入的病原体种类过多，就有可能患病；父母回到家，还没洗手就抱宝宝，很容易把身上的病菌传染给宝宝。真正免疫力低下，是指反复发生一些化脓性感染，如常患中耳炎、肺炎、皮肤化脓、严重气管炎等。这样的孩子必须接受正规治疗。而正常条件下，6 岁以下的孩子平均每年会感冒 6 ~ 8 次，这并非免疫力低下的表现。

 ## 过度清洁来避免细菌

很多家长认为，要提高宝宝的免疫力，必须让自身所处的环境保持清洁，避免细菌的传播与病毒的传染。比如有些爸爸妈妈给孩子洗澡洗得很勤，每天洗，甚至一天洗好几次，结果宝宝长湿疹半年都好不了，这就是因为洗澡太勤，破坏了宝宝皮肤正常的代谢，使皮肤严重发干，而皮肤干是加重湿疹最常见的原因。

其实过度清洁反而对宝宝无益。宝宝需要整洁、干净的环境，而并非是绝对无菌的环境。过分干净的环境对宝宝的免疫力反而是一种干扰。宝宝出生后，在不断接触外界的细菌、病毒等病原微生物的过程中，免疫力会逐渐成熟起来。感染疾病也是促使特异性免疫成熟的有效方法之一。

 ## 宝宝吃得越精细越好

许多家长在喂养宝宝时，长期给宝宝提供偏重于高蛋白的鱼、肉、精细粮食，不吃粗粮、蔬菜。其实粗粮和蔬菜可以提供细粮所缺乏的维生素、纤维素等营养成分。

营养搭配对孩子的成长发育非常重要，孩子通过均衡的饮食才能获得最全面、最健康的营养成分。要避免给孩子提供单一种类的食品，做到平衡膳食、合理营养。

误区 7　轻睡眠，重玩耍

宝宝一天天长大，有了自己的想法，玩耍成了生活的主导。为了宝宝不哭闹，为了减少自己看护的疲劳，大多数妈妈就依着宝宝想玩就玩，结果导致宝宝睡眠不足。充足的休息和睡眠可以使身体迅速恢复，尤其在宝宝疲劳和患病初愈时，休息和放松更不容忽视。新生儿每天应保证睡16 ~ 20 小时，6 ~ 12 个月的婴儿每天应保证睡 14 ~ 15 小时。

误区 8　重视室内活动，忽略户外活动

担心天气变化、外面空气污浊，宝宝会生病，所以就门窗紧闭，这样做是完全不对的。从病菌、灰尘种类或总量来说，屋里一定比外面少，但从某一种细菌或病毒的浓度来说，屋里比外面多。病毒和细菌达到一定浓度才能致病，而密闭的环境有利于细菌和病毒的繁殖，通风的房间里细菌浓度明显降低。

每天带宝宝到户外接受一些自然光照，有利于免疫系统正常工作。尤其是新生儿，每天适度的日晒可以有效防止佝偻病和尿布疹的发生。此外，

还应定时打开门窗换气，保证宝宝的房间空气流通。每天至少换气两次，时间选择在上午 9 ～ 11 点和下午 3 ～ 5 点空气污染低的时段，每次换气不少于 45 分钟。

误区 9　生病就用抗生素

很多人的家里都备有各种头孢、青霉素、红霉素、阿奇霉素……宝宝稍微有点流鼻涕、打喷嚏，马上就喂药。这是没有必要的。普通感冒常常是由于病毒感染引起的，而抗生素都是对抗细菌的，所以给宝宝吃了并没有效果。滥用抗生素最大的危害，是当宝宝以后真的需要用抗生素的时候"无药可用"。

简单说，随意用抗生素会引起细菌耐药，最开始抗生素能杀死某种细菌，但耐药之后，这种抗生素就杀不死这种细菌了。另外，无论哪种抗生素，都或多或少有些不良反应，这些不良反应也许对成人没什么影响，但对身体发育还未成熟的小孩子来说，则可能对肝、肾等器官造成损害。

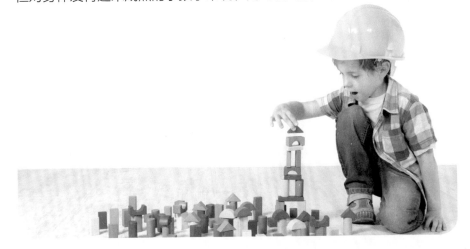

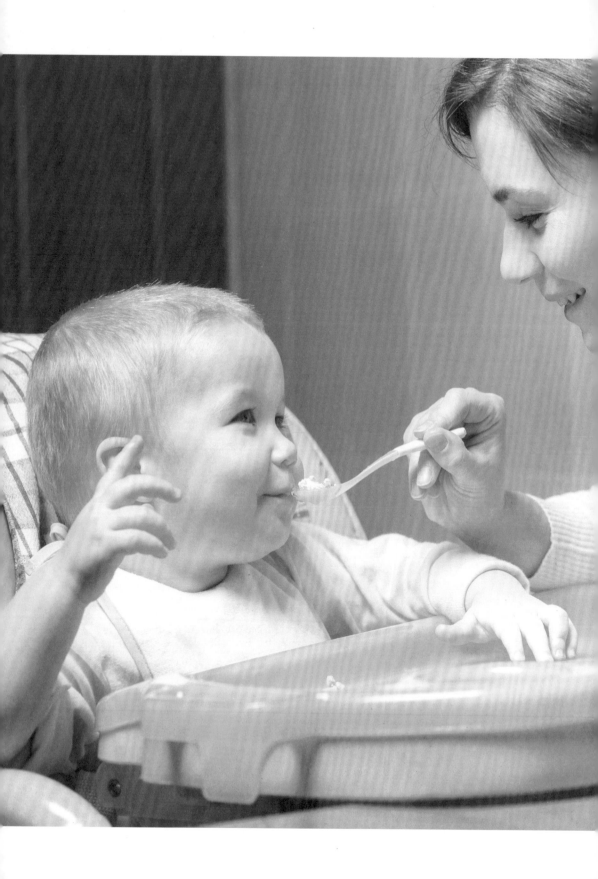

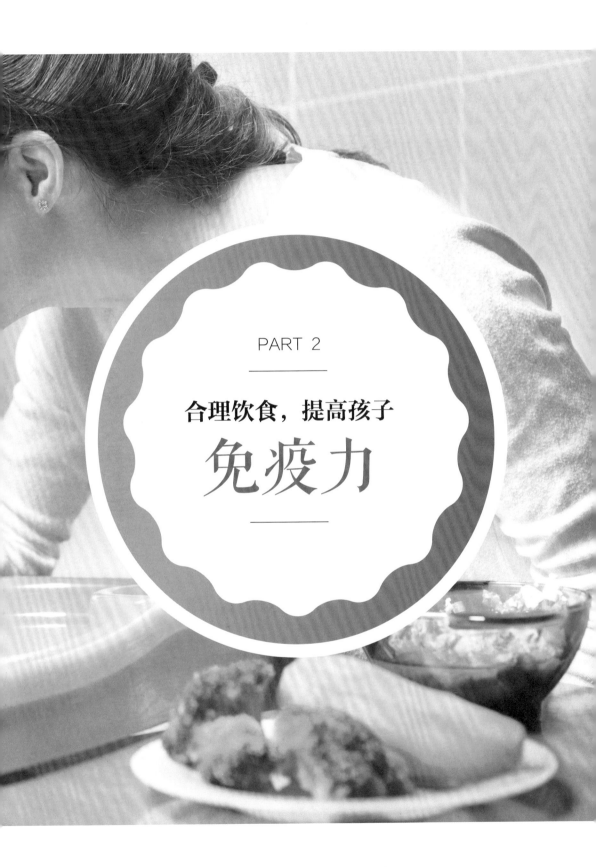

PART 2

合理饮食，提高孩子

免疫力

01 | 合理饮食，是孩子健康的基石

人体的免疫力大多取决于遗传基因，但是后天环境的影响也很大，其中饮食具有决定性的影响力。科学研究得出，人体免疫系统活力的保持主要靠食物。有些食物的成分能协助刺激免疫系统，增强免疫能力，如蛋白质、维生素、无机盐等。缺乏这些营养素，会严重影响身体的免疫系统机能。

一日三餐要合理

根据《中国居民膳食指南（2016）》的建议：2～5岁的学龄前儿童每天应安排早、中、晚三次正餐，在此基础上还应至少有两次加餐。一般分别安排在上午、下午各一次，如果晚餐时间比较早，也可以在睡前2小时安排一次加餐。

加餐以奶类、水果为主，配以少量松软面点。晚间加餐不宜安排甜食，以预防龋齿。

2～5岁儿童膳食应注意：两次正餐之间应该间隔4～5小时，加餐与正餐之间应间隔1.5～2小时；加餐分量应该少一点，以免影响正餐的进食量；另外，家长也需要根据季节和饮食习惯调整食谱。

这个年龄段的孩子注意力不易集中，容易受到环境的影响，比如吃饭的时候看电视、玩玩具等，都容易降低孩子对饭菜的关注度，进而影响到孩子的进食量和营养的摄入。因此，家长应该尽量做到：

①给孩子提供固定的就餐座位，定时定量进餐。

②避免追着喂、边吃边玩、边吃边看电视等行为。

③吃饭细嚼慢咽，但不拖延，在 30 分钟内吃完。

④让孩子自己使用筷子、勺子等餐具，养成自主进食的习惯，这样既能增加孩子吃饭的兴趣，又能培养孩子的自信心和独立能力。

食物多样，谷类为主，粗细搭配

学龄前儿童新陈代谢旺盛，对各种营养素的需要量相对高于成人，合理营养不仅能保证他们的正常生长发育，也可为其成年后的健康打下良好基础。人类的食物是多种多样的，各种食物所含的营养成分不完全相同，任何一种天然食物都不能提供人体所必需的全部营养素。儿童的膳食必须是由多种食物组成的平衡膳食，这样才能满足其对各种营养素的需要，因而提倡广泛食用多种食物。

谷类食物是人体能量的主要来源，也是我国传统膳食的主体，可为儿童提供糖类、蛋白质、膳食纤维和 B 族维生素等。学龄前儿童的膳食也应该以谷类食物为主体，并适当注意粗细粮的合理搭配。

　　儿童的饮食需讲究粗细搭配，因为粗粮可以提供细粮所不具备的营养成分，如赖氨酸和蛋氨酸。赖氨酸是帮助蛋白质被人体充分吸收和利用的关键物质，补充足够的赖氨酸才能提高蛋白质的吸收和利用，达到均衡营养，促进生长发育。杂粮各有长处，如小麦含钙量高，小米中的铁和 B 族维生素含量较高。因此，儿童饮食应粗细搭配，获得更全面的营养。一般情况下，一天宜吃一顿粗粮、两顿细粮。若将粗细粮搭配食用，如做八宝粥、二米饭、豆沙包等，可使食物中的蛋白质成分互相补充，提高食物的营养价值，对儿童的成长发育非常有帮助。

饮食要清淡少盐

　　家长们在为孩子烹调食物时，宜清淡少盐，同时应尽可能保持食物的原汁原味，让孩子首先品尝和接纳各种食物的自然味道。为了保护孩子较敏感的消化系统，避免干扰或影响孩子对食物本身的感知和喜好，孩子的膳食应清淡、少盐、少油脂，并避免添加辛辣等刺激性物质和调味品。此外，儿童高血压、肥胖、高脂血症、糖尿病现已成为儿童期最常见的"成人病"，发病率有上升趋势，这主要与饮食结构不合理及不良饮食习惯有关，如小儿喜食口味重、盐分高、糖分高的食品。所以，从小养成清淡少盐的饮食习惯，对健康大有益处。

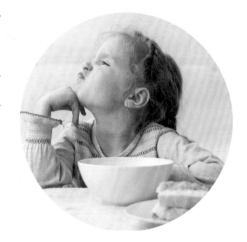

吃饭七分饱即可

儿童全身各个器官都处于娇嫩的阶段，活动能力较为有限，消化系统更是如此。父母在给孩子喂食时一定要把握好度，使孩子能始终保持一个正常的食欲，以"七分饱"为最佳，这样既能保证生长发育所需营养，又不会因吃得太饱而加重消化器官的工作负担。如果宝宝长期吃得过多，极易导造成肥胖症，从而严重影响骨骼生长，限制宝宝身高发育。

每天喝适量奶

奶是一种营养成分齐全、组成比例适宜、易消化吸收、营养价值很高的天然食品。除含有丰富的优质蛋白质、维生素 A 外，奶的含钙量也较高，且利用率很好，是天然钙质的极好来源。孩子摄入充足的钙有助于增加骨密度，从而延缓其成年后发生骨质疏松。目前我国居民膳食提供的钙普遍偏低，因此，对处于快速生长发育阶段的学龄前儿童，应鼓励其每日饮奶。学龄前儿童每日平均骨骼钙储留量为 100 ～ 150 毫克，学龄前儿童钙的适宜摄入量为 800 毫克／天。每日饮用 300 ～ 600 毫升牛奶，可保证学龄前儿童的钙摄入量达到适宜水平。

尽量食用大豆及其制品

大豆富含优质蛋白质、不饱和脂肪酸、钙及维生素 B_1、维生素 B_2、烟酸等，建议常吃大豆及其制品。

进食量与体力活动需平衡

进食量与体力活动是控制体重的两个主要因素。食物提供人体能量，而体力活动或锻炼消耗能量。如果进食量过大而活动量不足，则合成生长所需蛋白质以外的多余能量就会在体内以脂肪的形式沉积，而使体重过度增长，久而久之发生肥胖；相反，若食量不足，活动量又过大时，可能由于能量不足而引起消瘦，造成活动能力和注意力下降。所以，儿童需要保持食量与能量消耗之间的平衡。消瘦的孩子应适当增加食量和油脂的摄入，以维持正常生长发育的需要和适宜的体重增长；肥胖的儿童应控制总进食量和高油脂食物的摄入量，适当增加活动的强度及时间，在保证营养素充足供应的前提下，适当控制体重的过度增长。

学龄前儿童总能量供给与总能量消耗应保持平衡。长期能量摄入不足可导致生长发育迟缓、消瘦和免疫力下降，能量摄入过多可产生超重和肥胖，这两种情况都将影响儿童的正常发育和健康。目前我国各大城市和部分农村关于儿童健康问题的调查结果显示，儿童肥胖的比例日益增高，已经成为我国儿童主要的健康问题之一。因此，需要定期测量儿童的身高和体重，关注其增长趋势。建议多做户外活动，维持正常的身高和体重增长。

培养良好的饮食习惯

学龄前是培养儿童良好饮食行为和习惯的重要阶段。帮助学龄前儿童养成良好的饮食习惯，需要注意以下方面：

①合理安排饮食，一日三餐加 1 ～ 2 次点心，定时、定点、定量用餐。

②饭前不吃糖果、不饮汽水等零食。

③饭前洗手，饭后漱口，吃饭前不做剧烈运动。

④养成自己吃饭的习惯，让孩子自己使用筷、匙，既可增加对进食的兴趣，又可培养孩子的自信心和独立能力。

⑤吃饭时专心，避免一边玩，一边吃。

⑥不要一次给孩子盛太多的饭菜，先少盛，吃完后再添，以免养成剩菜、剩饭的坏习惯。

⑦吃饭应细嚼慢咽，但也不能拖延时间，最好能在 30 分钟内吃完。

⑧不要急于求成，强迫孩子吃某种不喜欢的食物，这样会加深孩子对这种食物的厌恶感。

⑨不要吃一口饭喝一口水或经常吃汤泡饭，这样容易稀释消化液，影响消化与吸收。

⑩在不挑食、不偏食的前提下允许孩子选择食物。

⑪不宜用食物作为奖励，避免诱导孩子对某种食物产生偏好。

家长和看护人应以身作则、言传身教，帮助孩子从小养成良好的饮食习惯。良好饮食习惯的形成有赖于父母和幼儿园教师的共同培养。学龄前儿童对外界好奇，易分散注意力，对食物不感兴趣。家长或看护人不应过分焦急，更不能采用威逼利诱等方式，防止孩子养成拒食的不良习惯。还应注意的是，此时儿童右侧支气管比较垂直，因此要尽量避免给他们吃花生米、干豆类等食物，以防异物塞入气管。此时的孩子 20 颗乳牙已出齐，饮食上要供给充足的钙、维生素 D 等营养素。要教育孩子注意口腔卫生，少吃糖果等甜食，饭后漱口，睡前刷牙，预防龋齿。

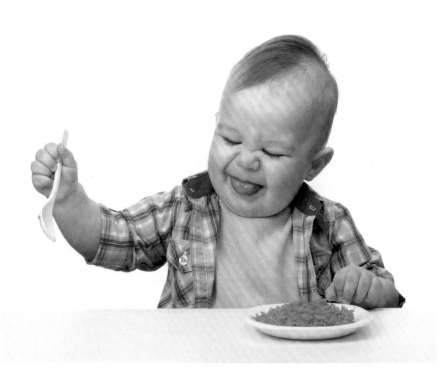

02 | 科学的饮食结构让孩子身体好、少生病

选取多彩的食物，提供均衡的营养

为了让学龄前儿童获得足够的营养，很多妈妈总想让孩子多吃一点，以为吃得越多，身体吸收就越多。其实吃得多并不等于吃得健康，营养虽好，但吃得太多也容易给孩子稚嫩的肠胃造成负担，将不同营养合理地分配在孩子的每一餐也是妈妈们的必修课。任何一种食物，无论是植物性的还是动物性的，都不可能满足人体对各种营养素的需要。特别对于成长中的孩子，每天都应该摄取包括粮谷薯类的主食、鱼蛋肉奶豆类的副食、蔬菜、水果等多种食物，满足身体对蛋白质、糖类、维生素、无机盐或其他营养素的需要。妈妈们可以把这些食物进行科学搭配，通过主副食搭配、粗细搭配、荤素干湿结合，将不同的营养素均衡分布于孩子一日三餐及点心中，让孩子获得合理的营养。不同颜色的食物含有不同的营养成分，妈妈们在为宝宝准备辅食的时候，让宝宝尝试不同颜色的食物，不仅能使宝宝得到全面的营养，还能增进宝宝的食欲。

绿色 **促进生命的元素**

绿色看上去就让人觉得很清新，绿色的食物也会让人感觉心旷神怡、胃口大开。常见的绿色食物主要是蔬菜和水果类，它们富含膳食纤维、多

种维生素和无机盐。绿色食物中的膳食纤维可以帮助消化，促进肠胃蠕动；维生素可以调节新陈代谢，帮助骨骼生长，其中的叶酸能够帮助红细胞增长和更新。

绿色食物中的代表食物主要有菠菜、荠菜、油菜、芦笋、芥蓝、莴苣、卷心菜、西蓝花、绿葡萄、青苹果、猕猴桃等。

橙色 胡萝卜素"大本营"

橙色的食物最能刺激食欲。橙色食物富含胡萝卜素，胡萝卜素能够维持皮肤黏膜层的完整性，防止皮肤干燥、粗糙；还能在人体内转化为维生素 A，即视黄醇，构成视觉细胞的感光物质，能使眼睛明亮；还能促进细胞发育，增强免疫功能。

橙色食物中的代表食物主要有胡萝卜、南瓜、黄豆、玉米、小米、橙子、菠萝、木瓜、柠檬、芒果、柑橘等。

红色 铁的"天堂"

红色食物不仅颜色抢眼、外表诱人，还会让孩子胃口大开，经常食用红色食物对健康非常有利。红色食物中含有丰富的番茄红素和铁元素，以及帮助吸收铁元素的维生素C，既能促进大脑发育，又能补血，增强免疫力。

红色食物中的代表食物主要有红豆、番茄、红枣、红椒、牛肉、动物肝脏、枸杞、山楂、草莓、西瓜等。

紫色 健康的"守卫者"

紫色食物中含有花青素和无机盐，以及膳食纤维。经常食用紫色食品，能够维持体内酸碱平衡、抗氧化、保护消化道，并保护血管。

紫色食物中的代表食物主要有茄子、紫薯、紫甘蓝、紫菜、紫洋葱、紫芋头、紫葡萄、蓝莓、桑葚、李子等。

白色 蛋白质与钙的"基地"

宝宝出生后食用的母乳就是白色食物。白色食物富含蛋白质和钙，经常食用可以增强免疫力。大米、面粉中的糖类还是宝宝成长发育的重要能量来源。

白色食物中的代表食物主要有大米、蛋类、豆腐、面粉、口蘑、菜花、莲藕、白萝卜、白芝麻、鱼虾、酸奶、牛奶、奶酪等。

黑色 全面的"营养家"

黑色食物富含 B 族维生素、钙、镁等营养物质，经常食用可以增强造血功能，保护肠胃，还能养颜乌发。

黑色食物中的代表食物主要有黑米、黑豆、香菇、乌骨鸡、黑芝麻、黑木耳、马蹄等。

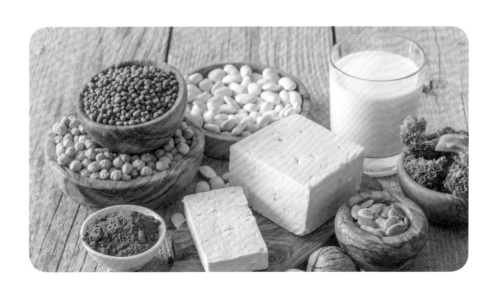

蛋白质、无机盐、维生素，一个都不能少

"五谷为养""五畜为益"，就是说在主食之外，加些肉食有益于身体健康。对于正在快速发育的孩子来说，肉类可提供蛋白质、B族维生素，及铁、锌等微量元素。其中，蛋白质对孩子成长非常重要，它参与制造肌肉、血液和各种身体器官，构成酶、激素、抗体等体内具有重要生理作用的物质。除了适量吃肉之外，家长们还可通过牛奶、豆浆以及其他豆类制品等为孩子提供蛋白质，打好健康基础。

同时，无机盐与维生素也不能少。无机盐与维生素对于正处于快速成长阶段的孩子帮助可不小。无机盐参与构成人体组织结构，维生素是维持机体正常生理功能的重要物质，因此，家长们可多为孩子准备一些富含无机盐与维生素的食物，如鱼类、肉类、谷类、动物肝脏、动物血、黑木耳、大枣、花生米、玉米、鸡蛋、海带、新鲜的蔬果等。

常食用适量的鱼、禽、蛋、瘦畜肉

鱼、禽、瘦畜肉等动物性食物是优质蛋白质、脂溶性维生素和无机盐的良好来源。动物蛋白的氨基酸组成更适合人体需要，且含量较高，有利于补充植物蛋白中赖氨酸的不足。肉类中铁的利用率较好，鱼类，特别是海产鱼所含不饱和脂肪酸有利于神经系统的发育。动物肝脏含维生素A极为丰富，还富含维生素B_2、叶酸等。我国农村还有相当数量的学龄前儿童平均动物性食物的摄入量还很低，应适当增加；但是部分大城市学龄前儿童膳食中的优质蛋白比例已满足需要，甚至过多，同时膳食中饱和脂肪酸

的摄入量较高，谷类和蔬菜的摄入量明显不足，这对儿童的健康不利。鱼、禽等含蛋白质较高，饱和脂肪酸含量较低，建议儿童可经常吃这类食物。

多吃新鲜蔬菜、水果

儿童由于身体发育的关系，对维生素的需求量比较大，而大部分维生素不能在体内合成或合成量不足，必须依靠食物来提供。此时，家长们应鼓励学龄前儿童适当多吃蔬菜和水果。蔬菜和水果所含的营养成分并不完全相同，不能相互替代。在准备儿童膳食时，应注意将蔬菜切小、切细，以利于儿童咀嚼和吞咽，同时还要注意蔬菜和水果品种、颜色和口味的变化，提高儿童对吃蔬菜、水果的兴趣。

过节时应该遵守的饮食原则

饮食尽量保持规律

逢年过节免不了各种奔波和应酬，父母的生活规律难免会受到影响，出现熬夜、起床晚的情况。宝宝的生活规律也随之改变，吃饭难免受到影响，变得不规律起来。宝宝饮食不规律会出现积食、肠胃不适等情况。

为了避免这种情况，最好要维持宝宝正常的饮食规律。外出聚餐时，家长可用便当盒随身携带宝宝吃的饭食，或用其他食物灵活调整宝宝正常的进食时间。

注意细嚼慢咽

节日期间狼吞虎咽的吃饭方式，容易导致体内食物堆积，肠胃超负荷，肠道蠕动速度减缓。长此以往，容易因消化不良而导致各种胃肠道疾病的发生。细嚼慢咽有助于让食物更好地被消化和吸收，而不至于加重胃的负担或使食物停留在肠道中造成堵塞。

注意荤素搭配

节日里餐桌上少不了的就是大鱼大肉，宝宝自然也就比平时多吃了很多肉，非常容易造成消化系统出现问题，家长还是要注意餐桌上的荤素搭配，多给宝宝吃些促消化的食物，如海带、莴苣、芹菜、香菇、胡萝卜、白萝卜等。

零食要适量

过节无论是走亲访友，还是招待客人，零食都是必不可少的，随处可见的零食饱了宝宝的口福。现在市面上琳琅满目的零食，大多都是高糖、高盐等，含膨化剂、色素等各种添加剂，宝宝吃多了对健康实在不利。

所以家长在选择零食的时候一定要把好关。妈妈们最好有选择地购买一些健康的零食，如奶酪、坚果、酸奶等。家中的零食也不要随意摆在宝宝能拿到的地方，以防宝宝没有节制地吃。如果要吃零食，最好是选择在两餐之间，切不可吃太多，以免影响正餐的进食。

饮食安全需注意

节日里，宝贝吃各种豆状零食的机会也增多了，有时大人一时疏忽，宝宝就可能出现危险，尤其是在跑动、跳跃、嬉笑时，很容易使豆状零食呛入气管里，出现呛咳、憋气、面色青紫等症状，甚至威胁生命安全。家长尽量不要给宝宝吃果仁、花生米、糖豆、话梅、枣等零食，以防滑入气管中。进食时应保持安静，避免逗引正在进食的宝宝。

节日饮料要适当

过节的餐桌上自然少不了饮料。大多数孩子都喜欢碳酸饮料，但碳酸饮料是最不健康的饮料。如可乐、雪碧等都含有二氧化碳气体，饮用过多会导致胃胀、胃痛，影响胃肠道的消化能力。果汁类饮料里含有大量的糖分，过多饮用也会影响食欲。

在家中聚餐时，最好选用新鲜的水果自榨果汁当饮料喝，这样既让孩子解了馋，又补充了维生素。外出聚餐时如果非喝饮料不可，一定要适可而止，不可暴饮，以免引起肠胃不适。

少吃油炸、烧烤的食物

大部分食物经过高温烧烤、油炸后都会改变原有的营养成分，急速加热食物会使食物中的蛋白质变性，吃多了不利于营养的吸收。

孩子喝水注意事项

新生儿不能喝过甜的水。用高浓度的糖水喂新生儿,最初可加快肠蠕动的速度,但不久之后就转为抑制作用,使孩子腹部胀满。

最好的饮料是白开水,偶尔尝尝饮料,也最好用白开水冲淡再喝。

饭前不要给孩子喂水。饭前喝水会稀释胃液,不利于食物消化。

睡前不要给孩子喂水。即使不遗尿,也影响睡眠。

不要给孩子喝冰水。冰水易引起胃黏膜血管收缩,不但影响消化,甚至有可能引起肠痉挛。

喝果汁要适度

虽然纯果汁中含有丰富的维生素C,一直被认为是对健康有益的食品,但如果过度饮用,反而会造成营养不良。果汁摄入过多,会使母乳或配方奶的摄入量减少。大多数果汁都不含蛋白质、脂肪、无机盐、纤维素等营养素,而是含有大量的糖类,因此不能为儿童提供均衡营养。经常大量摄入果汁,还易发生腹泻、腹痛、腹胀等不适。果汁对牙齿也有一定的侵蚀性。特别是非纯果汁中的甜味剂、人造香料及其他化学成分,会对儿童健康造成很大影响。因此,6个月以下的婴儿不宜饮用果汁,6个月以上,1岁以下的儿童不宜用奶瓶或杯子饮用果汁,否则容易饮用过量;1~6岁的儿童每天果汁饮用量最好不要超过170克。当然,吃新鲜水果更好。

忌吃高盐的食物

百味盐为主，食盐可谓调味品中的"老大"。在现代膳食中，儿童钠盐摄入量逐渐增加，其中既有家庭一日三餐的盐，也有零食中的含钠盐。近来，患上高血压的儿童越来越多，调查发现这些儿童绝大多数在婴儿时期经常吃过咸的食物。高盐饮食会使口腔唾液分泌减少，利于各种细菌和病毒在上呼吸道的繁殖；还可能抑制黏膜上皮细胞的繁殖，使其丧失抗病能力。这些因素都会使上呼吸道黏膜抵抗疾病侵袭的作用减弱，加上孩子的免疫能力本身又比成人低，各种细菌、病毒乘虚而入，导致感染上呼吸道疾病。

损脑食物要少吃

含人工色素食品

典型代表：碳酸饮料、各类彩色糖果、腌制品、果冻、奶茶等食品

大量研究报告指出，几乎所有的合成色素都不能向人体提供营养物质，某些合成色素甚至还会危害人体健康。英国最新研究发现，日落黄、柠檬黄、淡红色素、丽春红、喹啉黄及诱惑红这6种人工色素的毒性堪比"含铅汽油"，会影响孩子的智力。此外，英国南安普顿大学的进一步研究结果显示：食用过多人工色素可能会使儿童智商下降5分。

含铅食品

典型代表：爆米花、松花蛋，薯片等膨化食品

铅是多亲和性毒物，容易在体内积聚且难以排出体外，血铅含量高时会损害神经系统、消化系统和造血系统。宝宝若长期食用此类食品，就有可能出现神经系统的一些异常行为，如精神呆滞、注意力低下、记忆力差、多动、爱发脾气等。

含铝食品

典型代表：麻花、油条、薄脆、粉条、薯片及含"明矾"成分的食品

铝并非人体必需的微量元素，摄入后大部分会在体内蓄积，影响体内多种生化反应。宝宝体内残留的铝一旦过量，就会损害他的大脑功能，不但智力会受到一定影响，还可能导致发育迟缓。

含反式脂肪酸食物

典型代表：含"氢化""植物奶油／脂肪""起酥""植脂末""人造""奶精"等字样的蛋糕、巧克力、蛋黄派、饼干、冰激凌、奶片等食品

反式脂肪酸会影响婴幼儿的生长发育，对宝宝的中枢神经系统发育产生不良影响。宝宝长期摄入反式脂肪酸的直接后果就是可能影响智力。

"咸甜鲜"食品

典型代表：含谷氨酸钠（味精或鸡精的主要成分）、糖精及高钠成分的甜品、饮料、果脯、话梅、蜜饯、口香糖、火腿肠等食品

高钠食物不但会增加婴幼儿的肾脏负担，还会影响脑组织的血液供应，造成脑细胞的缺血、缺氧。糖精无任何营养价值，过食会损害脑组织，婴幼儿应禁食；谷氨酸钠会致使宝宝缺锌，从而影响记忆力；宝宝长期吃"咸甜鲜"的食品，不仅不利于宝宝的味觉发育，还会导致智力迟钝、加速记忆力和学习能力衰退。

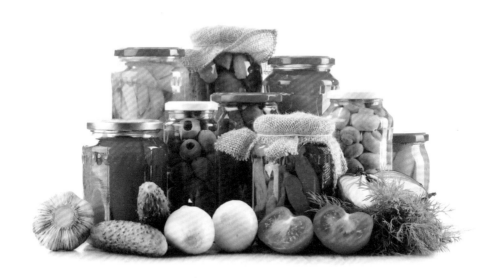

03 | 重建孩子免疫力
必不可少的营养素

水

　　水是人类赖以生存的重要物质。各种营养素在人体内的消化、吸收、运转和排泄都离不开水。水是构成人体组织的主要成分，水还能调节体温，并能止渴。体内的含水量随年龄、性别、胖瘦的不同而不同。年龄越小，体内含水量越多；脂肪组织越多，含水量越少，所以肥胖者体内的含水量相对较少。水的需要量主要取决于机体的新陈代谢，此外，温度的变化、人的活动量和食物的性质也影响水的需要量。儿童每日每千克体重对水的需要量为 90 ～ 100 毫升。腹泻、呕吐时排水量增多，对水的需要量也相对增多。

　　体内水的供给来源有三个：一是饮入的液体量；二是食物中所含的水分；三是糖类、脂肪和蛋白质在体内氧化时产生的水。体内水的排出有三个途径：一是通过肾脏排出；二是通过皮肤和肺排出；三是通过肠道排出。儿童每天水的周转比成人快，这样有利于排出体内的代谢物，但对缺水的耐受力较差，比成人容易发生水平衡失调。当水的摄入量不足时，则可发生脱水现象；反之，当摄入的液体量过多，则又可能发生水肿。

糖类

　　糖类是供给机体能量的营养素，也是体内一些重要物质的重要组成成分，它还参与帮助脂肪完成氧化，防止蛋白质损失。中枢神经系统只能依靠糖类供能，糖类对维持神经系统的功能活动有特殊作用。膳食中糖类摄入不足，可导致能量摄入不足，体内蛋白质合成减少，机体生长发育迟缓，体重减轻；如果糖类摄入过多，导致能量摄入过多，造成脂肪积聚过多而肥胖。许多食物含糖类，粮谷类、薯类、杂豆类（除大豆外的其他豆类）等，除含有大量淀粉外，还含有其他营养素，如蛋白质、无机盐、B 族维生素及膳食纤维等。因此，在安排儿童膳食时，应注意选用谷类、薯类和杂豆类食品，这样既能提供糖类，又能补充其他营养素。

　　儿童每日膳食中糖类推荐的能量摄入量应占总能量的 50%～60%。糖类中的膳食纤维可促进肠蠕动，防止幼儿便秘。但是蔗糖等纯糖摄取后会被人体迅速吸收，以脂肪的形式储存，易引起肥胖、龋齿和行为问题。因此，儿童不宜过多摄入糖，一般以每日 10克为限。

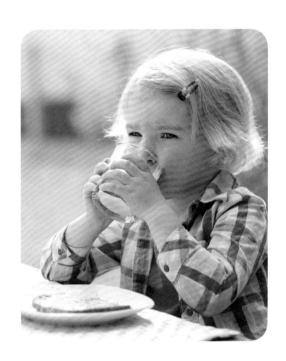

蛋白质

蛋白质由多种氨基酸组成，是构成细胞组织的主要成分，是儿童生长发育必需的物质。儿童正处于生长发育的关键时期，蛋白质的供给特别重要。每天应供给足量的蛋白质，需 45 ～ 55 克。

对儿童来说，每天能量的需求量约为 1600 千卡，因此，蛋白质每日供能量最好能达到 200 千卡。除了要保证膳食中有足够的蛋白质以外，还应尽量使膳食蛋白质的必需氨基酸含量和比例适合儿童的需要，也就是说还要注意孩子饮食中蛋白质的质量。这就要求在膳食中，动物性蛋白质和大豆类蛋白质的量要占蛋白质总摄入量的 1 / 2，可从鲜奶、鸡蛋、肉、鱼、大豆制品等食物中摄取；其余所需的 1 / 2 蛋白质可由谷类食物提供，如从粮食中获得。

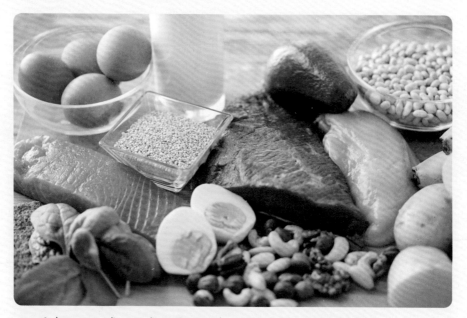

★ 1 千卡 ≈ 4186 焦耳（焦耳是国际单位制中能量、功或热量的导出单位，我们日常生活中习惯使用千卡计量。）

脂类

脂类是一种富含能量的营养素。它主要供给机体能量，帮助脂溶性维生素吸收，构成人体各脏器、组织的细胞膜。储存在体内的脂类还能防止体热散失及保护内脏不受损害。体内脂类由食物内脂类供给或由摄入的糖类和蛋白质转化而来。儿童正处在生长发育期，需要的能量相对高于成人。膳食中供给足量的脂类，可缩小食物的体积，减轻胃肠负担。如果以蛋白质和糖类代替脂类，都将过分增加胃肠负担，甚至导致消化功能紊乱。

如果膳食中缺乏脂类，往往会导致体重不增、食欲差、易感染、皮肤干燥，甚至出现脂溶性维生素缺乏病。但能量摄入过多，特别是饱和脂肪酸摄入过多，体内脂类储存就要增加，进而造成肥胖，日后患动脉粥样硬化、冠心病、糖尿病等疾病的凶险性也会增加。

脂类来源有动物脂肪和植物油。植物油不饱和脂肪酸含量高，熔点低，常温下不凝固，容易消化吸收。动物油以饱和脂肪酸为主，含胆固醇较高。儿童每日膳食中脂类推荐的能量摄入量应占总能量的 30% ~ 35%。这一数量的脂类不仅能够提供所需的必需脂肪酸，而且有利于脂溶性维生素的吸收。学龄前儿童的膳食中供给的脂肪要适量，因为摄入过量的脂肪会增加脂肪储存，引起肥胖。

无机盐

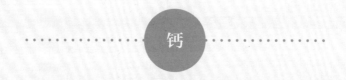

钙

钙是塑造骨骼的主要材料，是人体含量较多的元素之一，其中 99%
的钙集中于骨骼和牙齿中。短暂的钙摄入不足或其他原因引起的钙减少，
可引发神经兴奋性增高，手足抽搐，甚至惊厥；长期摄入钙过低并伴有维
生素 D 缺乏，日晒少，可引发生长发育迟缓、软骨结构异常，骨钙化不良
而出现多处骨骼畸形、牙齿发育不良等。儿童正处于生长发育阶段，骨骼
增长迅速，在这一过程中需要大量的钙质。如果膳食中钙供给不足，就会
出现骨骼钙化不全的症状，如鸡胸、O 形腿、X 形腿等。

儿童每日钙的适宜摄入量为 800 毫克。在日常膳食中，乳类含钙量高、
易吸收，是膳食钙的良好来源。也可食用小虾、小鱼及一些坚果类，以增
加钙的摄入量。豆类、绿色叶菜类也是钙的良好来源。

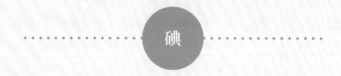

碘

从妊娠开始至孩子出生后 2 岁，孩子的脑发育必须依赖甲状腺激素的
存在，而碘缺乏可致甲状腺激素分泌减少，导致不同程度的脑发育落后。
碘缺乏可引起单纯性地方性甲状腺肿，儿童可表现为体格发育迟缓、智力
低下，严重的可致呆、傻等。

儿童每日碘的推荐摄入量为 120 微克。使用碘强化食盐烹调的食物是碘的重要来源，含碘较高的食物主要是海产品，如海带、紫菜、海鱼、海虾、海贝类。儿童每周应至少吃一次海产品。

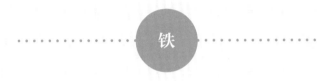

铁

铁缺乏患者，主要是 T 细胞数减少，而且缺铁可抑制活化 T 淋巴细胞产生"巨噬细胞移动抑制因子"，嗜中性粒细胞的杀菌能力也在减退，因此可导致对感染敏感性的增加。人体内铁虽然含量少，但肩负的任务却十分重要。它不但是血液运输战线上的主力，是构成血红蛋白、肌红蛋白的原料，还是维持人体正常活动最重要的一些酶的成分，与能量代谢关系十分密切。铁缺乏引起的缺铁性贫血是儿童期最常见的疾病。

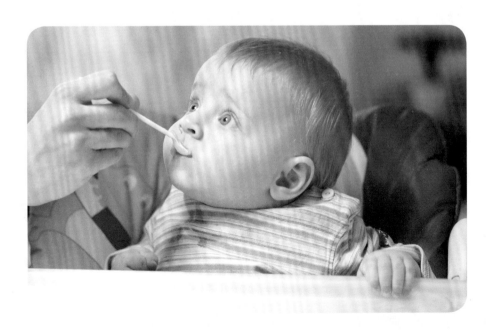

儿童铁缺乏有如下几方面的原因：

①儿童需要的铁较多，每千克体重约需要 10 ~ 15 毫克的铁。

②儿童与成人不同，内源性可利用的铁较少，其需要的铁更多，依赖于食物中铁的补充。

③儿童的膳食中奶类食物仍占较大比重，其他富含铁的食物较少，这也是易发生铁缺乏和缺铁性贫血的原因。

动物性食品中的血红素铁吸收率一般在 10% 或 10% 以上。动物肝脏、动物血、瘦肉是铁的良好来源。膳食中丰富的维生素 C 可促进铁吸收。

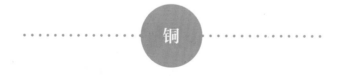

铜

缺乏铜元素，可使单核细胞数和 T 细胞数量减少，使淋巴细胞对抗原反应的能力减弱。有研究发现在患各种感染时，血清铜升高，刺激并增加肝脏合成和释放铜蓝蛋白，有利于抵抗微生物的侵袭。而血清铜升高主要与中性粒细胞及巨噬细胞被激活时分泌的一种白细胞内源性物质有关，该物质随流到相关的靶细胞，并发挥重要的免疫调节及杀菌功能。

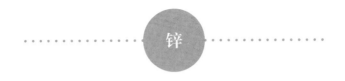

锌是人体必需的微量元素之一，能维持正常的免疫功能，并且由于锌与多种酶、氨基酸及蛋白质的合成密切相关，能够促进细胞正常分裂、生长和再生，因此，对生长发育旺盛的儿童有重要的营养价值。锌缺乏可引起食欲减退、味觉异常、生长迟缓、认知行为改变，影响智力发育，导致性功能发育不良、性成熟延迟、皮肤粗糙及色素增多等皮肤改变，使免疫功能降低，容易发生感染。由于味觉异常，可有吃墙土、吃纸等非食物的异食癖表现。

儿童每日锌的推荐摄入量为 12 毫克，人体可通过摄取食物来满足组织细胞对锌的生理需要。膳食中的锌来自食物，所有食物均含有锌，但不同食物中的锌含量和利用率差别很大，动物性食物的锌含量和生物利用率均高于植物性食物。锌最好的食物来源是贝类食物，如牡蛎、扇贝等，利用率也较高；其次是动物的内脏、蘑菇、坚果类和豆类；肉类（以瘦肉为多）和蛋类中也含有一定量的锌，牛、羊肉的锌含量高于猪肉、鸡肉、鸭肉。

如果通过医院检查测定确实缺锌，需遵照医嘱使用锌制剂治疗。

维生素

维生素是人体内含量很少的一类低分子有机物质。它不能提供能量，一般也不作为机体构成成分，但对维持人体正常生理功能有极其重要的作用。大部分维生素不能在体内合成或合成量不足，必须依靠食物来提供。

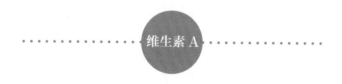

维生素 A 主要存在于禽、畜和鱼类的肝脏，乳类及蛋黄内。有色蔬菜和水果，如胡萝卜、菠菜、杏、番茄等含胡萝卜素较多。胡萝卜素在人体内可转化成维生素 A，维生素 A 是一种相对稳定的化合物，耐热、耐碱，不溶于水，在油脂内稳定，故受一般烹饪过程的影响较小。维生素 A 能促进儿童的生长发育，保护上皮组织，防止眼结膜、口腔、鼻咽及呼吸道的干燥损害，有间接增加抵抗呼吸道感染的能力；还可防止夜盲症的发生。维生素 A 供给量为每日 500 ～ 700 微克为宜，可多食用肝、肾、鱼肝油、奶类与蛋黄类食物。要注意，过多服用维生素 A 制剂可造成体内积蓄，导致中毒。

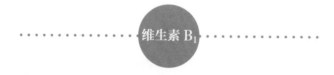

缺乏维生素 B_1 时，儿童的消化系统、神经系统及心血管系统最易受到影响，会出现神经炎、脚气病（皮肤感觉过敏或迟钝、肌肉运动功能减退、心慌气短、全身水肿或急性心力衰竭）等。儿童需要每天从食物中获取维生素 B_1，每日需求量在 0.8 ～ 1.0 毫克。谷物的胚和糠麸、酵母、坚果、豆类、瘦肉等都是维生素 B_1 的良好来源，尤其是粮食的表皮，含维生素 B_1 丰富。

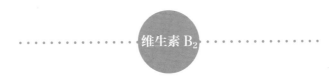

维生素 B_2 对蛋白质、脂质、糖类的生物氧化过程及能量代谢极为重要。缺乏维生素 B_2 时，儿童生长发育受阻，易患皮肤病、口角炎、唇炎等。儿童需要每天从食物中补充维生素 B_2，每日供给 0.8 ～ 1.0 毫克。维生素 B_2 可从动物肝脏、奶类、蛋黄、绿叶蔬菜中获取。

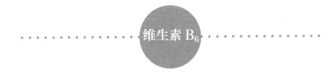

维生素 B_6 对维持细胞免疫功能、调节大脑兴奋性有重要作用。维生素 B_6 可从肉、奶类、蛋黄、动物肝脏、全谷、豆类、花生仁等食物中摄入。

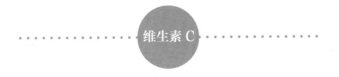

维生素 C 又称为抗坏血酸，对人体具有多种生理与药理作用，除维持牙齿、骨骼、血管、肌肉等正常功能外，还具有明显的免疫增强作用。

出于保健目的，可在膳食中增加维生素 C 的摄入。柑橘、橙子、葡萄等水果含有丰富的维生素 C，辣椒、番茄、菜花、豌豆中维生素 C 的含量也不少。但是超量维生素 C 可损坏食物中的维生素 B_{12}，还会影响到胡萝

卜素的利用，因此在进餐时不要大量摄入维生素 C。总之，维生素 C 有利
于改善免疫功能，但应注意科学应用。

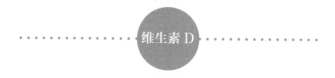

维生素 D

维生素 D 主要存在于动物肝脏、蛋黄等食物中，每天需要 10 微克。
植物中的麦角固醇及人体皮肤、脂肪组织中的 7- 脱氢胆固醇通过暴露
于阳光下经紫外线作用，可形成维生素 D。维生素 D 的主要生理功能为
调节钙、磷代谢，帮助钙的吸收，促进钙沉着于新骨形成部位。儿童如果
缺乏维生素 D，容易发生佝偻病及手足抽搐搦症。维生素 D 可由食物提供，
户外阳光照射也可产生维生素 D。为了预防维生素 D 缺乏，应让孩子多晒
太阳。若日晒不充足，应每日补充维生素 D 制剂 400 国际单位。

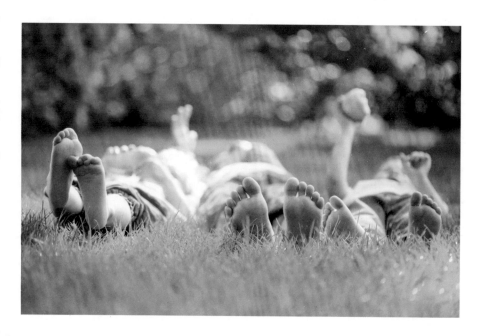

04 │ 四季饮食巧安排，
有效提升孩子免疫力

春、夏、秋、冬四季气候各不同，儿童的饮食也应随季节而变，每个季节儿童的饮食搭配也应各具特点。

春季饮食安排

春天是万物生长的季节，也是孩子长身体的最佳时机。对于发育迅速的小儿来说，春天更应注意饮食调养，以保证其健康成长。

营养摄入丰富均衡，钙是必不可少的。家长应多给宝宝吃一些鱼、虾、鸡蛋、牛奶、豆制品等富含钙质的食物，并尽量控制甜食、油炸食品及碳酸饮料的摄入，因为它们是导致钙质流失的"罪魁祸首"。蛋白质也是不可或缺的，鸡肉、牛肉、小米都是不错的选择。

早春时节，气温仍较寒冷，人体为了御寒，要消耗一定的能量来维持基础体温。所以早春期间的营养构成应以高能量为主，除豆类制品外，还应选用芝麻、花生仁、核桃仁等食物，以便及时补充能量。早春时节还需要给小儿补充优质蛋白质食品，如鸡蛋、鱼类、虾、牛肉、鸡肉、兔肉和豆制品等。上述食物中所含有的丰富蛋氨酸具有增强人体耐寒力的功能。

　　春天气温变化较大，细菌、病毒等微生物活动力增强，容易侵犯人体，所以在饮食上应摄取足够的维生素和无机盐。小白菜、油菜、青椒、番茄、鲜藕、豆芽菜等新鲜蔬菜和柑橘、柠檬、草莓、山楂等水果富含维生素C，具有提高免疫力的作用；胡萝卜、苋菜、油菜、雪里蕻、番茄、韭菜、豌豆苗等蔬菜和动物肝、蛋黄、牛奶、乳酪、鱼肝油等动物性食品富含维生素A，具有保护上呼吸道黏膜和呼吸器官上皮细胞的功能，从而可抵抗各种致病因素的侵袭。也可多吃含有维生素E的芝麻、青色包菜、菜花等食物，以提高人体免疫功能，增强机体的抗病能力。

　　春天多风，天气干燥，家长一定要注意及时为宝宝补充水分。另外，还要注意尽量少让宝宝吃膨化食品和巧克力，以免上火，荔枝、橘子等温性水果也不宜食用过多。

　　春季患病或病后恢复期的小儿，应以清凉、素净、味鲜可口、容易消化的食物为主，可食用大米粥、冰糖薏米粥、赤豆粥、莲子粥、青菜泥、肉松、豆浆等。春季宝宝易过敏，所以饮食上需要特别注意，尤其是那些过敏体质的儿童，更要小心食用海鲜、鱼虾等易引起过敏的食物。

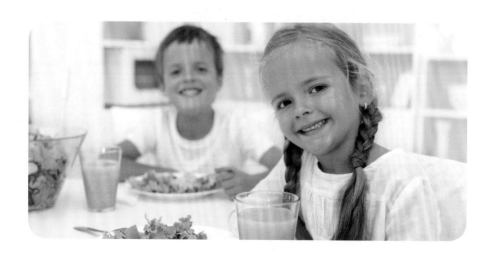

夏季饮食安排

炎热的夏季是人体能量消耗很大的季节。这时，人体对蛋白质、水、无机盐、维生素及微量元素的需求量有所增加，对于生长发育旺盛期的儿童来说更是如此。

首先是对蛋白质的需要量增加。汗液可以使部分微量元素及维生素流失，使人体的免疫力下降。在膳食调配上，要注意食物的色、香、味，多在烹调技巧上用点心，使孩子食欲增加，以补充流失的营养素。可多吃些凉拌菜、豆制品、新鲜蔬菜、水果等。

夏季可以给孩子多吃一些具有清热祛暑功效的食物，例如苋菜、藕、绿豆芽、番茄、丝瓜、黄瓜、冬瓜、菜瓜、西瓜等，尤其是番茄和西瓜，既可生津止渴，又有滋养作用。另外，还可选食豆类、瘦猪肉、牛奶、鸭肉、红枣、香菇、紫菜、梨等，以补充流失的维生素。

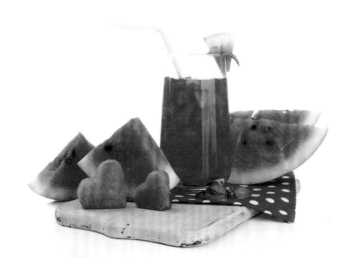

由于夏季气温高，容易引起消化不良或肠炎等胃肠传染病，需要适当地为宝宝调整饮食结构，以保证充分、合理的营养摄入。最好吃一些清淡易消化、少油腻的食物，如黄瓜、番茄、莴笋等含有丰富维生素C、胡萝卜素和无机盐等物质的食物。此外，豆浆、豆腐等豆制品所含的植物蛋白最适合宝宝的营养吸收。多变换品种花样，以增进儿童食欲。在烹调时，鱼宜清炖，不宜用油煎炸，还可巧用食醋等调料来开胃。

白开水是最好的饮料。夏季宝宝出汗多，体内的水分流失也多，宝宝对缺水的耐受性比成人差，等到有口渴的感觉时，其实体内的细胞已有脱水的现象了，脱水严重还会导致发热。宝宝从奶和食物中获得的水分约800毫升，但宝宝在夏季应摄入1100～1500毫升的水，因此多给宝宝喝白开水非常重要，可起到解暑与缓解便秘的双重作用。

由于天热多汗，机体内大量盐分随汗排出体外。缺盐会使渗透压失衡，影响代谢，人易出现乏力、厌食等症。夏季应适量补充盐分，不可过多或太少，切勿忽视。若冷饮、冷食吃得过多，会冲淡胃液，影响消化，并刺激肠道，使蠕动亢进，缩短食物在小肠内停留的时间，影响食物中营养成分的吸收。特别是幼儿的胃肠道功能尚未发育健全，黏膜血管及有关器官对冷饮、冷食的刺激尚不适应，多食冷饮、冷食会引起腹泻、腹痛及咳嗽等症状，甚至诱发扁桃体炎。

秋季饮食安排

秋天秋高气爽，五谷飘香，是气候宜人的季节。人体对能量的消耗逐渐减少，食欲开始增加。因此，家长可根据秋天的季节特点来调整饮食，使婴幼儿能摄取充足的营养，促进孩子的发育成长，补充夏季的消耗，并为越冬做准备。

金秋时节，果实大多成熟，瓜果、豆荚类蔬菜的种类很多，鱼类、肉类、禽类、蛋类也比较丰富。秋季饮食构成应以防燥滋润为主。事实证明，秋季应多吃芝麻、核桃仁、蜂蜜、蜂乳、甘蔗等，水果应多吃雪梨、鸭梨。梨营养丰富，含有蛋白质、脂肪、葡萄糖、果糖、维生素和无机盐，不仅是人们爱吃的水果，也是治疗肺热痰多的良药。

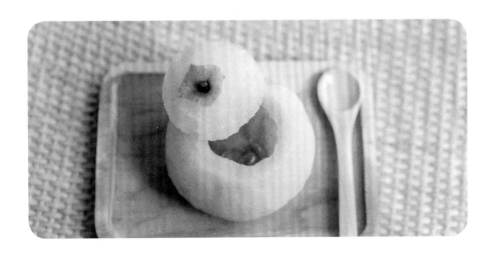

秋天有利于调养生机、去旧更新。对素来体弱、脾胃不好、消化不良的小儿来说，可以吃一些健补脾胃的食品，如莲子、山药、扁豆、芡实、栗子等。鲜莲子可生食，也可做肉菜、糕点或蜜饯；干莲子的营养丰富，能补中益气、健脾止泻。山药不但含有丰富的糖类、蛋白质、无机盐和多种维生素等营养物质，还含有多种纤维素和黏液蛋白，有良好的滋补作用。扁豆具有健脾化湿的功效。芡实是秋凉进补的佳品，具有滋养强壮的功效。栗子可与大米共煮粥，加糖食用，也可做成栗子鸡块等菜肴，有养胃健脾的作用。

秋季饮食要遵循"少辛增酸"的原则，即少吃一些辛辣的食物，如葱、姜、蒜、辣椒等，多吃一些酸味的食物，如广柑、山楂、橘子、石榴等。

此外，由于秋季较为干燥，饮食不当很容易出现嘴唇干裂、鼻腔出血、皮肤干燥等上火现象，因此家长们还应多给宝宝吃些润燥生津、清热解毒及有助消化的蔬菜、水果，如胡萝卜、冬瓜、银耳、莲藕、香蕉、柚子、番茄等，还要注意少食葱、姜、蒜、辣椒等辛辣食物。另外，及时为宝宝补充水分也是相当必要的，除日常饮用白开水外，妈妈还可以用雪梨或柚子皮煮水给宝宝喝，同样能起到润肺止咳、健脾开胃的作用。秋季天气逐渐转凉，是流行性感冒多发的季节，家长们要注意在日常饮食中让宝宝多吃一些富含维生素 A 及维生素 E 的食品，增强机体免疫力，预防感冒。

冬季饮食安排

冬季气候寒冷，人体受低温的影响，生理和食欲均会发生变化。因此，合理地调整饮食、保证人体必需营养素的充足，对提高幼儿的机体免疫功能是十分必要的。在此期间，家长们需要了解冬季饮食的基本原则，从饮食着手，增强宝宝身体的抗寒和抗病力。

小儿冬天的营养应以增加能量为主，可适当多摄入富含糖类和脂类的食物，还应摄入充足的蛋白质，如瘦肉、鸡蛋、鱼类、乳类、豆类及其制品等。

这些食物所含的蛋白质不仅便于人体消化吸收，而且富含必需氨基酸，营养价值较高，可增加人体耐寒和抗病能力。

幼儿冬季的户外活动相对较少，接受室外阳光照射时间也短，很容易缺乏维生素 D。这就需要家长定期给宝宝补充维生素 D，每周 2 ~ 3 次，每次 400 国际单位。同时，寒冷气候使人体代谢加快，维生素 B_1、维生素 B_2 的代谢也明显加快，饮食中要注意及时补充富含维生素 B_1、维生素 B_2 的食物。维生素 A 能增强人体的耐寒力，维生素 C 可提高人体对寒冷的适应能力，并且对血管具有保护作用。同时，有医学研究表明，如果体内缺少无机盐就容易产生怕冷的感觉，要帮助宝宝抵御寒冷，建议家长们在冬季多让孩子摄取含根茎的蔬菜，如胡萝卜、土豆、山药、红薯、藕及青菜等，这些蔬菜的根茎中所含无机盐较多。

冬天的寒冷可影响到人体的营养代谢。在日常饮食中可多食一些瘦肉、肝、蛋、豆制品和海虾、海鱼、紫菜、海带等海产品，以及芝麻酱、豆制品、花生仁、核桃仁、赤豆、芹菜、橘子、香蕉等食物。冬季是最适宜滋补的季节，对于营养不良、免疫力低下的儿童更宜进行食补，食补有药物所不能替代的效果。可选食粳米、籼米、玉米、小麦、黄豆、赤豆、豌豆等谷豆类，菠菜、韭菜、白萝卜、黄花菜等蔬菜，牛肉、羊肉、兔肉、鸡肉、猪肚、猪肾、猪肝及鳝鱼、鲤鱼、鲢鱼、鲫鱼、虾等肉食，橘子、椰子、菠萝、莲子、大枣等果品。此外，冬季的食物应以热食为主，以煲菜类、烩菜类、炖菜类或汤菜等为佳。不宜给孩子多吃生冷的食物，生冷的食物不易消化，容易伤及宝宝的脾胃，脾胃虚寒的孩子尤其要注意。冬季热量散发较快，用勾芡的方法可以使菜肴的温度不会降得太快，如羹糊类菜肴。

05 | 纠正不良的饮食习惯

挑食偏食

儿童时期是生长发育的关键时期，这时需要大量的营养物质和微量元素。孩子偏食会造成营养不均衡，使孩子的身高、体格发育受到影响，还会导致体重不达标，甚至会影响孩子智力的发育。家长需要尽早纠正孩子偏食，还要培养孩子正确的饮食习惯，不要偏食挑食。

偏食会带来的三大危害：

①营养失衡。孩子偏食会造成营养失衡，影响孩子身体的免疫力，并且会降低孩子的抗病能力，导致孩子易患各种疾病。

②体重不达标。孩子偏食会导致营养摄入不足，这样会严重影响身体发育，对体重、体型都有很大的影响。

③影响智力发育。孩子偏食严重会直接影响智力发育，体内缺乏微量元素和蛋白质会影响智力的发育。尤其是正在智力发育阶段，正是需要增加营养的时候，这时一定要坚持摄入多样化的食物，才能满足所需的营养。

家长一定要多加注意孩子偏食的问题，培养孩子对食物的兴趣，平时做的食物尽量丰富、营养，这样可以提高孩子对食物的兴趣，可以有效改善偏食情况。

不能边吃饭边喝水

　　很多儿童有边吃饭边喝水的习惯。其实，这种习惯非常不好，因为这样会影响食物的消化吸收，增加胃肠负担，长此以往可导致胃肠道疾患，造成营养素缺乏。食物经口腔初加工消化成食团，送入胃肠进一步消化、吸收食物中的营养素。如果边吃饭边喝水，水会将口腔内的唾液冲淡，降低唾液对食物的消化作用；同时也易使食物未经口腔仔细咀嚼就进入胃肠，从而加重胃肠的负担。如喝水过多还会冲淡胃酸，影响胃的消化功能。

不要边吃饭边玩耍

　　玩是小孩子的天性，但切记不宜让小孩在吃饭的过程中玩耍。孩子玩的时候嘴里含着食物，很容易发生食物进入气管的情况，轻者出现剧烈的呛咳，重者可能导致窒息。另外，孩子叼着小勺跑来跑去时如果摔倒，小勺可能会刺伤宝贝的口腔或咽喉。

　　进餐时，家长们应该让孩子坐在饭桌上吃饭，不要让孩子端着碗到处跑。吃饭的环境、地点固定，周围不要有干扰的事物，如走来走去的人群、开着的电视、好玩的玩具。此外，吃饭要有规律，在孩子比较饥饿的时候开饭，这时孩子吃饭的兴趣会大大增加，持续时间也更长。

孩子为什么会厌食

○缺锌引起厌食

锌是唾液中味觉素的组成成分之一,锌缺乏时,会影响味觉和食欲;锌缺乏可影响味蕾的功能,使味觉功能减退;缺锌会导致黏膜增生和角化不全,使大量脱落的上皮细胞堵塞味蕾小孔,食物难以接触到味蕾,味觉变得不敏感。

○出生后喂养不当而造成消化道功能紊乱

在婴儿期,由于喂养单调,爸妈忽视了辅食的添加和补充,长期以奶制品及淀粉类饮食为主,造成纤维素、维生素及微量元素的缺乏,而使婴儿大便干结,舌体味蕾扁平,味觉呆钝,食欲不振。随着年龄的增长,又常常给宝宝吃泡饭、酱菜之类的食物,长此以往,造成锌元素、必需氨基酸等营养物质的缺乏,致使生长发育迟缓,免疫力下降,这是临床上最常见的原因。

○进食不当

有的爸妈希望宝宝长得健壮些,平时不断地给孩子提供高蛋白、高糖食物和高级营养品,殊不知宝宝的消化功能有限,胃肠负担不了,结果事与愿违,造成宝宝食欲下降,有的出现食积,有的不光出现肥胖,而且体质不好。这些爸妈不知古训:"贫家有育子之道。"经济条件好了,给宝宝吃得好些,这是理所当然的,但更应讲究科学育儿。中医有"贵流不贵滞"之说,那些高级食品性腻,若吃得太多,非但起不了营养作用,反而积滞内伤,倒了胃口。有些家长把宝宝吃饭的事放在第一位,采用充填式喂养的方法，即使宝宝实在吃不下了，还要求再吃一口，结果弄巧成拙，出现呕吐；也有些宝宝平时不断地吃零食，即使并不饥饿，没有食欲，也勉强进食，久而久之，易使宝宝产生厌食心理。

警惕孩子进食过程中的意外伤害

孩子在进餐时不小心造成的一些意外，如食物呛入气道引起窒息、被热食物烫伤、被餐具戳伤等，往往会对家庭和孩子造成不可弥补的永久伤痛。那么，如何保证孩子的饮食安全，避免意外伤害呢？家长应注意以下几点：

①在进餐时不要逗笑或惹哭孩子。宝宝需要一个相对安静的进餐环境，让他专心进食。若在宝宝进食时逗引大笑或打骂恐吓，容易使宝宝将食物误吸入气管，引起窒息。

②进餐时，不要将热汤、热粥、热水瓶等放在桌边，以防宝宝伸手去抓后被烫伤。

③宝宝进餐时，不要在他面前铺餐巾。因为宝宝好奇心、探索性强，喜欢去拉餐巾，从而容易将桌上的热汤、热菜等一起拖拉下来而被烫伤。

④不要让宝宝拿餐具（尤其是筷子、叉子）当玩具玩耍，一旦不慎容易戳伤眼睛和身体。

⑤有些零食对年龄较小的孩子来说是不适宜的，如花生仁、瓜子、小糖丸及各类带核的食物，要避免这些食物被宝宝不慎吞入气管而发生意外。同时也不宜让宝宝多吃各类膨化食品、蜜饯类食品。

⑥在饮食卫生方面，不宜让宝宝吃生食，如生鱼片、醉蟹、醉虾等，以免引起腹泻；也不宜多吃油煎或烧烤类食物，宝宝吃这些食物不易消化吸收。

损害肠胃的汤泡饭要少吃

饭和汤水混在一起，食物在口腔内还未嚼烂就滑到胃里去了，食物没有经过充分咀嚼，唾液分泌得少，与食物混合搅拌不均匀，淀粉酶也会被汤水稀释。再加上味觉神经没有受到应有的刺激，胃肠道反射性的消化液分泌也有所减少，因此食物的消化会受到影响，营养也不能完全被吸收。长此以往，胃肠功能紊乱、胃肠消化不良等疾病就会乘虚而入，严重影响身体健康。

小孩的肠胃功能尚未发育成熟，如果经常吃汤泡饭，会使孩子养成不认真咀嚼的坏习惯，也不利于牙齿的发育。而且食物不加咀嚼就吞入肚子，还会影响肠胃功能。

吃得过饱导致免疫力下降

有些父母担心孩子吃不饱，总喜欢让孩子多吃，可是吃得过多就爱生病。尤其是晚上，吃过饭没多久就睡觉，未消化的食物会产生内热，导致胃肠功能失调，免疫力下降。如果吃饭时间过晚，加上运动量明显减少，就很容易积食。所以，晚饭一般应在6时左右，这样到睡前，胃里的食物就消化得差不多了。

中医学认为，小儿"脾常不足"，意思是说，孩子对乳食的消化吸收能力弱，因此不能给孩子过多、过腻和不易消化的饮食，否则就会影响脾胃的消化功能，即"饮食自倍，肠胃乃伤"，从而引发消化不良、发热和自汗等症状，还会影响身体的发育和健康，造成免疫力的降低而反复感冒。不要怕孩子吃不饱，吃多了会积食，一上火就容易发热感冒，这就是"没有内热就引不来外感"。

父母可通过观察发现小儿是不是吃得过多。如小儿在睡眠中身子不停翻动，有时还会咬牙；原来吃什么都香，最近却明显食欲下降；小儿常说自己肚子胀、肚子痛。细心的妈妈还会发现小儿鼻梁两侧发青，舌苔白且厚，严重的还能闻到小儿呼出的口气中有酸腐味。父母要掌握孩子吃饭大致的量，不要因为爱吃而超量喂食。

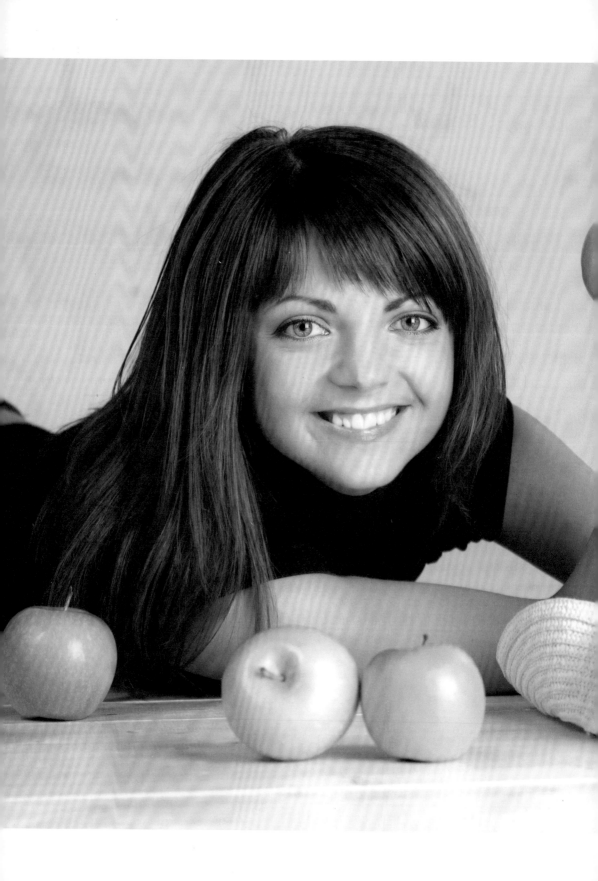

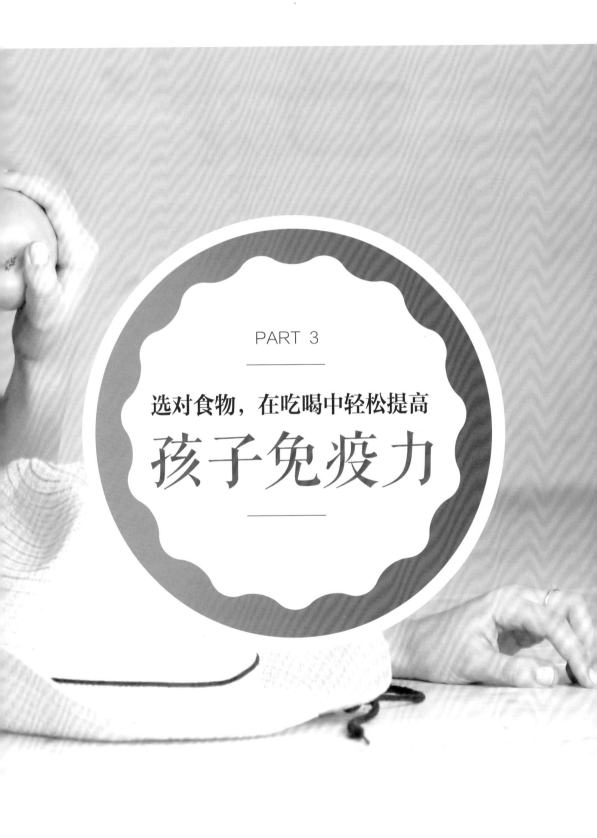

PART 3

选对食物，在吃喝中轻松提高
孩子免疫力

粳米

能量：346 千卡／100 克

推荐食用量：每餐 70 克左右

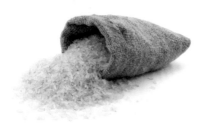

营养分析 粳米米糠层的粗纤维分子有助于胃肠的蠕动，对儿童便秘有很好的疗效。同时，粳米中的蛋白质含量丰富，是儿童成长中不可或缺的营养物质。粳米所含的人体必需氨基酸比较全面，能提高人体的免疫力，促进血液循环，对儿童有益。

—— 食用注意

一般人都可食用粳米，对于消化功能还不是特别完善的幼儿，食用粳米能增强身体的免疫力，对身体较为虚弱、早产的小朋友都有益。

玉米

能量：106 千卡／100 克

推荐食用量：1 ~ 2 个

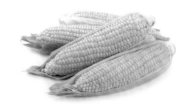

营养分析 玉米含有丰富的纤维素，不但可以刺激胃肠蠕动、防止便秘，还可以促进胆固醇的代谢，加速肠内毒素的排出。玉米中含有维生素 E，有促进细胞分裂、延缓衰老、降低血清胆固醇、防止皮肤病变的功能。玉米还含有丰富的维生素 A，能保护视力。

—— 食用注意

玉米的蛋白质中，赖氨酸、色氨酸含量很低，应和其他粮豆类搭配互补，不宜作主食长期、单一地食用。

玉米面

能量：341 千卡／100 克

推荐食用量：每日 50 ～ 150 克

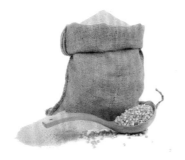

营养分析 玉米面含有丰富的纤维素和钙质成分，而丰富的纤维素能维持和促进肠道蠕动，从而起到防止小儿便秘的作用。玉米面还含有微量元素硒，能加速人体内氧化物分解，预防疾病的发生，提高机体的免疫力，对小孩的健康成长极为有益。

—— 食用注意 ——

玉米面的升糖指数比粗加工玉米高得多，小儿肥胖或有糖尿病者宜多选择玉米碴或鲜玉米，少吃玉米面粥或馒头等。

小麦

能量：284 千卡／100 克

推荐食用量：每日 50 ～ 200 克

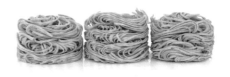

营养分析 小麦加工成面粉，做成面条，面条的主要营养成分有蛋白质、脂肪、糖类等，易于消化吸收，有改善贫血、增强免疫力、平衡营养吸收等功效，还能刺激人的思维活动。其富含的 B 族维生素，对脑细胞有刺激作用。

—— 食用注意 ——

很多面条在制作的过程中会加入大量的盐，以便让面条在口感上更筋道，所以在煮面的时候一定要少放盐。

小米

能量：358 千卡／100 克

推荐食用量：每日 50～200 克

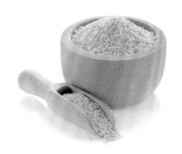

营养分析 小米是粗粮中的一类，其纤维素的含量较高。学龄期儿童偏向于吃甜食，不爱吃饭或吃得很少，长期如此，极易造成小孩营养不良，从而导致一些常见的儿童性疾病。而小米能开胃消食，让孩子不过于偏食，使之得到充分的营养。

—— 食用注意 ——

不能用小米代替其他主食，因为小米中的氨基酸组成并不理想，应与其他粮食类搭配食用。

豆浆

能量：14 千卡／100 克

推荐食用量：每日 100～250 毫升

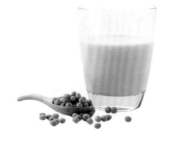

营养分析 豆浆具有极富营养和保健价值，富含蛋白质和钙、磷、铁、锌等几十种无机盐以及维生素 A、B 族维生素等多种维生素。大豆中丰富的卵磷质，能降低胆固醇，可以维持血液良好的代谢状态，从而提高免疫力，保证身体健康。

—— 食用注意 ——

豆浆是豆类制品，其植物蛋白含量较为丰富，一般和其他食物同时食用，不宜空腹饮用。

豆腐

能量：57 千卡／100 克

推荐食用量：每日 100 ~ 300 克

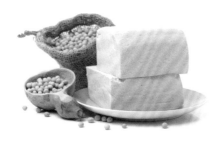

营养分析 豆腐的蛋白质含量极其丰富，有"植物肉类"之称。豆腐中所含的蛋白质主要是植物蛋白，含有人体所必需的 8 种氨基酸。其无机盐钙的含量也较高，其中的钙元素对小孩的生长发育起着重要作用，所以适量食用豆腐对小孩是极为有益的。

食用注意

豆腐应即买即食，买回后应立刻浸泡于清凉水中，并置于冰箱中冷藏，待烹调前再取出。

黑豆

能量：381 千卡／100 克

推荐食用量：每日 30 ~ 60 克

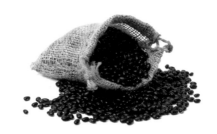

营养分析 黑豆具有高蛋白、低能量的特性，其中优质蛋白含量大约比黄豆高出 25% 左右，居各种豆类之首。黑豆富含多种维生素，尤其是维生素 E。维生素 E 是一种脂溶性维生素，是主要的抗氧化剂之一，发挥着重要的抗氧化、保护机体细胞免受自由基损害的作用，对小孩的健康生长起着重要作用。

食用注意

黑豆易产气和产生饱腹感，故在食用时不宜过多，要适量。

02 蔬菜类

小白菜

能量：15 千卡／ 100 克

推荐食用量：每日 100 ~ 400 克

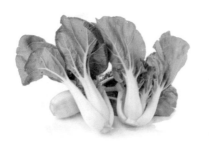

营养分析 小白菜含有丰富的粗纤维，能通利肠胃，促进肠道蠕动，排出体内的毒素，对预防小儿便秘有重要作用。此外，小白菜含钙量高，是防治维生素 D 缺乏症（佝偻病）的理想蔬菜。小白菜所含营养成分与白菜相近，但是钙的含量要远高于白菜。此外，小白菜还含有一些抗过敏的营养成分，适当食用对小孩健康有益。

—— 食用注意 ——

一般人皆可食用小白菜，可煮食、炒食、做成菜汤或者凉拌食用。

生菜

能量：15 千卡／ 100 克

推荐食用量：每日 100 克

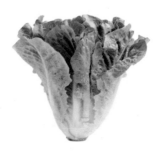

营养分析 生菜具有清热安神、清肝利胆、养胃的功效。生菜有消除多余脂肪的作用；有降低胆固醇的功效，可辅助治疗神经衰弱等症状；所含有的维生素 C 还能有效缓解牙龈出血；具有刺激消化、增进食欲、祛寒利尿、促进血液循环等作用，有利于孩子增强免疫力。

—— 食用注意 ——

生菜凉拌、炒、做汤均可，凉拌更容易保留其营养。用淡盐水浸泡片刻后再洗净，能清除农药残留。

油菜

能量：23 千卡／100 克

推荐食用量：每日 150 克左右

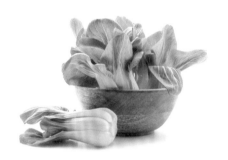

营养分析 油菜为低脂肪蔬菜，且含有膳食纤维，能与胆酸盐和食物中的胆固醇及三酰甘油结合，并从粪便排出，从而减少脂类的吸收，故可用来降血脂、活血化瘀。油菜具有促进血液循环、润肠通便、美容养颜、强身健体的功效，对习惯性便秘、老年人缺钙等病症有食疗作用。

—— 食用注意 ——

口腔溃疡者、口角湿白者、齿龈出血者、牙齿松动者、瘀血腹痛者、癌症患者宜多食。

菠菜

能量：24 千卡／100 克

推荐食用量：每日 50 ~ 300 克

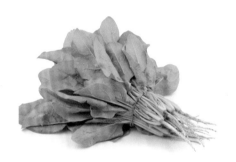

营养分析 菠菜含有大量的植物粗纤维，具有促进肠道蠕动的作用，利于排便，且能促进胰腺分泌消化酶，帮助消化，对于预防和治疗小儿便秘有疗效。菠菜中所含的胡萝卜素，在人体内可转化成维生素 A，能维护正常视力和上皮细胞的健康，增加预防传染病的能力，促进儿童生长发育。

—— 食用注意 ——

挑选叶色较青、新鲜、无虫害的菠菜为宜。冬天可用无毒塑料袋保存。

包菜

能量：22 千卡／100 克

推荐食用量：每日 100 ～ 350 克

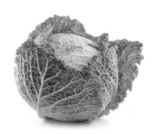

营养分析
包菜富含叶酸，叶酸属于 B 族维生素的一种，它对巨幼细胞贫血和胎儿畸形有很好的预防作用；包菜富含维生素 C、维生素 E 和胡萝卜素等，维生素总含量比一般蔬菜都要高，所以具有很好的抗氧化及抗衰老的作用，对小孩的健康和预防疾病有很好的作用。

—— 食用注意 ——

包菜可凉拌，也可做成沙拉，能更好地保留其营养成分。炒食包菜宜大火快炒，不能加热太久。

芹菜

能量：12 千卡／100 克

推荐食用量：每日 50 ～ 200 克

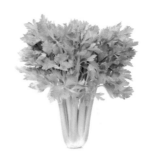

营养分析
芹菜含有大量的膳食纤维，这种营养元素是不被人体消化吸收的，反而能够促进肠胃的蠕动，加速粪便的排出。

—— 食用注意 ——

在食用芹菜时，很多人习惯将芹菜叶去掉，只留其茎秆，这样是错的，其实芹菜叶的营养要高于芹菜茎，甚至要高出好几倍。

甜椒

能量：19 千卡／100 克

推荐食用量：每日 50 ～ 150 克

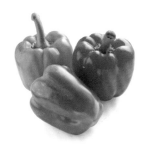

营养分析 甜椒中含丰富的维生素 A、B 族维生素、维生素 C、纤维素、钙、磷、铁等营养素，其中维生素 A 和维生素 C 的含量是蔬菜中最高的。而当其达到成熟期时，除维生素 C 外，其他营养成分均会增加五倍。甜椒具有预防心血管疾病、抗衰老的功效，还能促进机体新陈代谢，排除体内毒素，对小孩的健康有益。

—— **食用注意** ——

新鲜的甜椒大小均匀，色泽鲜亮，闻起来具有瓜果的香味。

丝瓜

能量：20 千卡／100 克

推荐食用量：每日 100 ～ 500 克

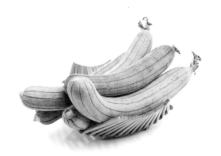

营养分析 丝瓜中维生素 C 含量较高，能促进代谢，提高人体免疫功能，预防疾病，能保护皮肤、消除斑块，使皮肤洁白、细嫩，可用于预防维生素 C 缺乏症。丝瓜中 B 族维生素含量也高，有利于小儿大脑发育及中老年大脑健康。

—— **食用注意** ——

丝瓜是寒凉性质的蔬菜，脾胃虚寒和消化功能低下的小孩要适量食之。

南瓜

能量：22 千卡／ 100 克

推荐食用量：每日 100 ~ 500 克

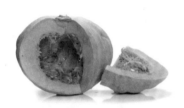

营养分析 南瓜含有丰富的胡萝卜素和维生素 C，能保肝护肝，保护视力，还能防癌。南瓜是黄色蔬果，还含有维生素 A 和维生素 D，维生素 A 能保护胃黏膜、防止胃炎，而维生素 D 能促进钙、磷等无机盐的吸收，能促进骨骼生长，也能防止小儿佝偻病。另外，吃南瓜还能防治小儿蛔虫症。

—— **食用注意** ——

南瓜一般和肉类炖煮食用，营养吸收更好，更有利于营养析出，不过痛风患者应适当少食肉类。

冬瓜

能量：11 千卡／ 100 克

推荐食用量：每日 100 ~ 500 克

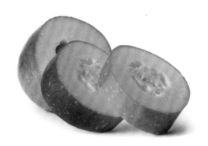

营养分析 冬瓜能清热解暑、除烦，尤为适合夏季食用。其富含维生素 C，而维生素 C 具有很强的抗氧化作用，能增强机体免疫力，预防疾病。可以熬制冬瓜茶适当地给孩子喝，解暑和凉爽效果尤佳，可以给炎热的夏季带来丝丝凉爽。

—— **食用注意** ——

冬瓜性寒，脾胃虚弱、肾阳虚、久病滑泄、阳虚肢冷患者不宜食用。

花菜

能量：24 千卡／100 克

推荐食用量：每日 100 ~ 450 克

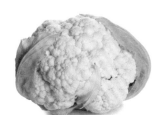

营养分析 花菜的维生素 C 含量极高，不但有利于人的生长发育，更重要的是能促进肝脏解毒，增强人的体质，增加抗病能力，提高人体免疫功能。花菜是含有类黄酮比较多的食物之一，类黄酮可以防止感染，还能够阻止胆固醇氧化，防止血小板凝结成块，减少心脏病与中风的发病危险。

—— 食用注意 ——

花菜容易生菜虫，而且常有农药残留，所以在炒菜食用前，最好将花菜放在盐水里浸泡几分钟。

西蓝花

能量：33 千卡／100 克

推荐食用量：每日 100 ~ 500 克

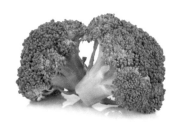

营养分析 西蓝花营养丰富，富含蛋白质、糖、脂类、维生素和胡萝卜素等营养成分。宝宝常吃西蓝花，可促进生长、维持牙齿及骨骼正常、保护视力、提高记忆力。常食用西蓝花不但能增强机体的免疫能力，还能提高肝脏的解毒能力，促进有毒物质的排出，从而达到预防疾病的效果。

—— 食用注意 ——

西蓝花焯水后凉拌或者快炒食用比较好，能较好地保留其营养成分和脆嫩的口感。

红薯

能量：99 千卡／100 克

推荐食用量：每日 200 ～ 600 克

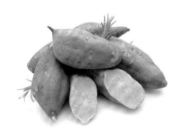

营养分析 红薯含有丰富的胡萝卜素，可促使上皮细胞正常成熟，抑制上皮细胞异常分化，清除有致癌作用的氧化自由基，阻止致癌物与细胞核中的蛋白质结合，增强人体的免疫能力。红薯中含有的纤维素能刺激消化液分泌及肠胃蠕动，从而起到通便作用。

—— 食用注意 ——

红薯一定要蒸熟煮透，因为红薯中的淀粉颗粒不经高温破坏，难以消化。

土豆

能量：76 千卡／100 克

推荐食用量：每日 100 ～ 450 克

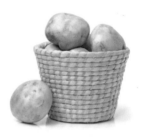

营养分析 土豆含有丰富的维生素及大量的优质纤维素，还含有微量元素、氨基酸、蛋白质、脂肪等营养元素；能宽肠通便，帮助机体及时排泄代谢毒素，防止便秘，预防肠道疾病的发生；还含有大量的淀粉，能提供丰富的营养能源，增强机体的免疫功能。

—— 食用注意 ——

土豆含有一些有毒的生物碱，在其发芽时达到极大值，故发芽的土豆不要食用。

香菇

能量：19 千卡／100 克

推荐食用量：每日 50 ～ 200 克

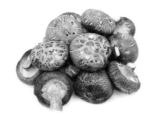

营养分析 香菇含有香菇多糖，能提高辅助性 T 细胞的活力而增强人体免疫功能，可降低 3- 甲基胆蒽诱发肿瘤的能力，故对癌细胞有强烈的抑制作用。香菇中含有丰富的维生素 D 原，经过氧化后转化成维生素 D，对婴儿缺乏维生素 D 而引起的血磷、血钙代谢障碍导致的佝偻病有益，还可预防人体各种黏膜疾病及皮肤炎症。

—— 食用注意 ——

香菇可用炒、炖、煮、涮火锅、煲汤、做馅等方式烹饪，营养美味。

金针菇

能量：26 千卡／100 克

推荐食用量：每日 50 ～ 250 克

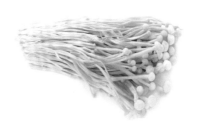

营养分析 金针菇含有人体必需氨基酸成分较全，其中赖氨酸和精氨酸含量尤其丰富，对儿童的身高和智力发育有良好的作用，人称"增智菇"。金针菇中还含有一种叫朴菇素的物质，可增强机体对癌细胞的防御能力。常食还能降胆固醇，预防肝脏疾病和肠胃道溃疡，增强机体正气，防病健身。

—— 食用注意 ——

储存金针菇时，可用热水烫一下，再放在冷水里泡凉，再冷藏。

百合

能量：343 千卡／100 克

推荐食用量：每日 5～15 克（干品）

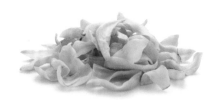

营养分析 百合能促进和增强单核细胞的吞噬功能，提高机体的体液免疫能力，对多种癌症均有较好的防治效果。孩子由于免疫力较低，很容易受凉感冒，从而引发咳嗽、惊恐睡不着等症状，而百合正具有润肺止咳、定惊安神的作用。

—— 食用注意 ——

在选购新鲜的百合时应以个大的、颜色白、瓣匀、肉质厚、底部凹处泥土少者为佳。干百合应以干燥、无杂质、肉厚和晶莹剔透为佳。

山药

能量：56 千卡／100 克

推荐食用量：每日 50～200 克（鲜品）

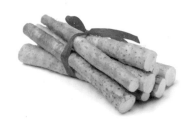

营养分析 山药含有多种营养素，能强健机体。山药含有淀粉酶、多酚氧化酶等物质，有利于脾胃消化吸收功能，是一味平补脾胃的药食两用之品。山药的药用价值也很高，8～12 月份之间是小儿腹泻高发的时间段，如果适当食用一些山药，对小儿腹泻有防治作用。

—— 食用注意 ——

山药淀粉含量高，在吃的同时，要减少粮谷类主食的摄入量。最好用蒸、煮、烤的方式烹调，少用油炸。

胡萝卜

能量：25 千卡／ 100 克

推荐食用量：每日 100 ～ 500 克

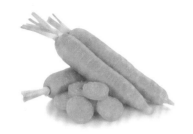

营养分析 胡萝卜是一种质脆味美、营养丰富的家常蔬菜，素有"小人参"之称。胡萝卜富含糖类、脂类、挥发油、胡萝卜素、维生素 A、维生素 B_1、维生素 B_2、花青素、钙、铁等营养成分，具有健脾消食、补肝明目、清热解毒、透疹、降气止咳的功效。

—— 食用注意 ——

焯胡萝卜时一定要注意时间和温度，焯的时间过长、温度过高会使胡萝卜失去清脆的口感。

黄瓜

能量：15 千卡／ 100 克

推荐食用量：每日 100 ～ 500 克

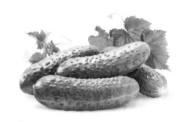

营养分析 黄瓜中含有较高的葫芦素 C，具有提高人体免疫功能的作用，可达到抗肿瘤、预防疾病的目的。此外，黄瓜还可治疗慢性肝炎。黄瓜含有丰富的 B 族维生素，对改善大脑和神经系统功能有利，能安神定志，可辅助治疗失眠症。

—— 食用注意 ——

黄瓜搭配豆腐食用，既能清热解暑，又能解毒消炎，易消化吸收，对消化功能相对较弱的小孩而言，是一道不错的膳食。

番茄

能量：19 千卡／100 克

推荐食用量：每日 100 ～ 500 克

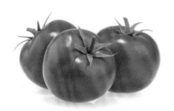

营养分析 番茄富含维生素 A、维生素 C、维生素 B_1、维生素 B_2 以及胡萝卜素和钙、磷、钾、镁、铁、锌、铜、碘等多种营养元素，还含有蛋白质、糖类、有机酸、纤维素等，能提高人体的免疫功能，预防疾病的发生。番茄中的烟酸能维持胃液的正常分泌，促进红细胞形成，有利于保持血管壁的弹性和保护皮肤。

食用注意

在食用番茄时要洗干净，否则很容易有农药成分的残留。

莲藕

能量：70 千卡／100 克

推荐食用量：每日 100 ～ 450 克

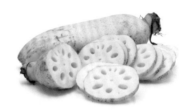

营养分析 莲藕中含有丰富的维生素 K，具有收缩血管和止血的作用。莲藕含有一定的鞣质，有健脾止泻的作用，能增进食欲、促进消化、开胃健中，有益于胃纳不佳、食欲不振、小儿消化不良者恢复健康。莲藕含铁量较高，对缺铁性贫血者尤为适宜。

食用注意

莲藕既可当水果，又可做菜肴，生食、熟食两相宜。

富含蛋白质，
有效增强免疫力

03 畜禽蛋奶类

牛肉

能量：106 千卡／ 100 克

推荐食用量：每日 50 ～ 80 克

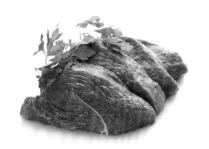

营养分析　牛肉中的肌氨酸含量比其他食品都高，使得它对增长肌肉、增强力量和耐受力特别有效。肌氨酸是肌肉燃料之源，可以有效补充三磷酸腺苷。另外，牛肉富含铁元素，是造血必需的无机盐。牛肉有补中益气、滋养脾胃、强健筋骨、化痰息风、止渴止涎的功效。

—— 食用注意 ——

炒牛肉片之前，先用啤酒将面粉调稀，淋在牛肉上，拌匀后腌 30 分钟，可增加牛肉的鲜嫩程度。

猪肉

能量：143 千卡／ 100 克

推荐食用量：每日 50 克

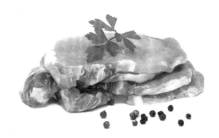

营养分析　瘦肉、蛋、豆类及鱼类是优质蛋白质的主要来源，富含人体必需氨基酸，而且易于消化吸收。儿童处在生长发育阶段，对蛋白质和铁的需要量都很大，所以应该每日吃适量的瘦肉来补充所需，才能健康成长。

—— 食用注意 ——

即使是瘦肉部分，猪肉的脂肪含量也比牛、羊肉高得多，而动物脂肪中饱和脂肪酸的比例较高，对促进儿童生长发育的作用不大，而且容易造成小儿单纯性肥胖。

猪肝

能量：129 千卡／100 克

推荐食用量：50 克

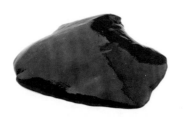

营养分析 儿童处在生长发育阶段，对蛋白质和铁的需求都很大，所以应该经常吃适量的猪肝补充所需。猪肝富含维生素A，属于脂溶性维生素，可以维持正常的视觉功能，保护皮肤和黏膜，促进免疫球蛋白的合成和维持骨骼的正常发育。

—— 食用注意 ——

猪肝营养丰富，一般儿童都适合食用，尤其是轻度缺铁性贫血或皮肤干燥、暗视力较差的孩子，应该常吃一些猪肝。

鸡肉

能量：167 千卡／100 克

推荐食用量：50 克

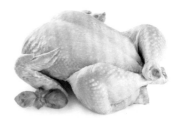

营养分析 鸡胸肉、鸡腿肉中的脂肪含量较低，富含蛋白质、钙、磷、铁、镁、钾、钠及维生素A、维生素B_1、维生素B_2等，且口感细腻、易于消化，很适合咀嚼、消化功能较差的儿童，可以为其各系统器官发育、身高增长和恒牙的发育、疾病状态的恢复提供营养。

—— 食用注意 ——

因为鸡肉中的脂肪主要存在于鸡皮中，其中含有较多的饱和脂肪酸，所以儿童食用鸡肉应尽量去皮。

鸡蛋

能量：144 千卡／ 100 克

推荐食用量：1 ~ 2 个

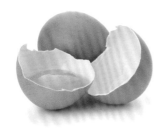

营养分析 蛋黄和蛋清中含有的蛋白质，其氨基酸种类和比例几乎完全符合人体对必需氨基酸的需求，而且吸收率很高，对孩子的身体成长和智力、器官内脏的发育有重要作用，能健脑益智，改善记忆力，促进伤口和病灶的愈合，促进肝细胞的再生，增强儿童肝脏的代谢解毒功能。

食用注意

水煮蛋和蒸蛋中营养的吸收率最高，可达到98%～100%，炒鸡蛋和油煎蛋的吸收率略低。

鹌鹑蛋

能量：144 千卡／ 100 克

推荐食用量：3 ~ 5 个

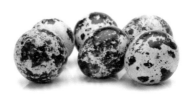

营养分析 鹌鹑蛋中氨基酸种类齐全、含量丰富，还有多种磷脂、维生素等人体必需成分，铁、维生素 B_2、维生素 A 的含量均比同量鸡蛋高出两倍左右，而胆固醇含量则较鸡蛋低约 1／ 3，所以是各种虚弱病者及老人、儿童及孕妇的理想滋补食品。

食用注意

鹌鹑蛋外面有自然的保护层，生鹌鹑蛋在常温下可以存放45天，熟鹌鹑蛋在常温下可存放 3 天。

牛奶

能量：54 千卡／100 毫升

推荐食用量：200 ~ 300 毫升

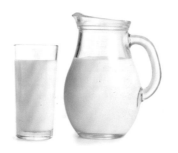

营养分析　牛奶富含蛋白质、钙和磷。钙是人体含量最多的无机盐，适量的钙维持着神经、肌肉的正常功能。适量摄入磷对于儿童的生长发育和能量代谢都是必不可少的，磷存在于人体的所有细胞中，是构成骨骼、牙齿等结构的必要物质。食物中钙磷比例约为 2：1 时，人体对钙质的吸收率最高。

—— 食用注意 ——

根据膳食指南，儿童应每天喝1 杯牛奶或食用适量的奶制品。

酸奶

能量：72 千卡／100 克

推荐食用量：100 ~ 300 克

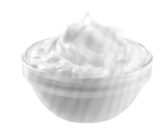

营养分析　因为在发酵过程中，酸奶中的乳糖、蛋白质和脂肪被分解为半乳糖、氨基酸、肽链和脂肪酸，所以乳糖不耐受及消化功能差的儿童也可以饮用酸奶。儿童适当食用酸奶，不仅能得到丰富的营养，还能调节肠道菌群，增加有益菌，抑制肠道有害菌的生长，从而提高抗病能力。

—— 食用注意 ——

中国约有30%的儿童在 4 ~ 5岁出现乳糖不耐受症，饮用牛奶会发生腹泻，喝酸奶则不会引起腹泻。

富含优质蛋白，
增强免疫力

04 水产类

桂鱼

能量：117 千卡／ 100 克

推荐食用量：100 ～ 150 克

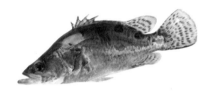

营养分析 桂鱼含有丰富的蛋白质、脂肪、维生素 A、维生素 E、钙、钾、镁等营养元素，其必需氨基酸的含量占氨基酸总量的 35% 左右，营养价值极高。而且桂鱼肉质细嫩，极易消化，热量不高，对儿童、病人及体弱、脾胃消化功能不佳的人来说，既能补虚，又不必担心难消化的问题。

—— **食用注意** ——

桂鱼肉质细嫩，为了保存营养，尽量选择清蒸的方式烹调。

鲫鱼

能量：108 千卡／ 100 克

推荐食用量：100 克

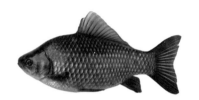

营养分析 鲫鱼中的锰含量虽然不高，但吸收较好。锰可以促进骨骼的正常发育，维持脑和神经系统功能，维持糖和脂类的代谢，并改善造血功能。锰缺乏可引起骨和软骨发育异常、糖耐量异常、神经衰弱，影响智力发育。

—— **食用注意** ——

鲫鱼的补虚效果很好，特别适合脾胃虚弱、少食乏力、呕吐或腹泻、小便不利的儿童。

111

鲈鱼

能量：105 千卡／100 克

推荐食用量：100 ～ 200 克

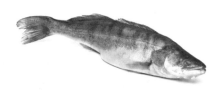

营养分析 鲈鱼中的 DHA 含量远高于其他淡水鱼，是促进儿童智力发育的佳品。鲈鱼血中还含有铜元素，是维持儿童健康必不可少的微量元素，对于血液、大脑及神经系统、免疫系统、皮肤毛发、骨骼及多种内脏的发育和功能维持起着重要作用。铜还参与铁元素的吸收与利用过程，常吃鲈鱼，有益于预防儿童缺铁性贫血。

—— 食用注意 ——

鲈鱼应用易于消化又能充分保留营养的蒸、炖等方法烹调。

蛤蜊

能量：62 千卡／100 克

推荐食用量：30 ～ 100 克

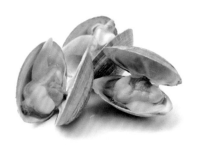

营养分析 蛤蜊具有滋阴润燥、软坚化痰的效果，而且营养比较全面，含多种人体必需和非必需氨基酸、脂肪、铁、钙、磷、碘、多种维生素等营养成分，有低能量、高蛋白、少脂肪的特点。蛤蜊含有较多呈味物质，无论炖汤还是炒食都味道鲜美，加上滋阴润燥的效果，适合夏秋季节食用。

—— 食用注意 ——

蛤蜊性寒凉，脾胃虚寒、腹泻的儿童不宜食用。

鳕鱼

能量：88 千卡／ 100 克

推荐食用量：100 ~ 200 克

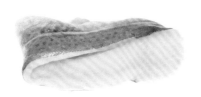

营养分析 鳕鱼含丰富的蛋白质、脂肪、维生素 A、维生素 D、钙、镁、硒等营养元素，营养丰富、肉味甘美。鳕鱼肉中含有丰富的镁元素，是人体维持正常生命活动和新陈代谢必不可少的元素。儿童常吃些鳕鱼，有助于促进大脑和神经系统发育，能保护并改善视力，提高学习能力。

—— 食用注意 ——

市场上的鳕鱼多为切片出售，有人将油鱼冒充鳕鱼贩卖，油鱼含有人体不能消化的蜡脂，注意分辨。

三文鱼

能量：139 千卡／ 100 克

推荐食用量：50 ~ 100 克

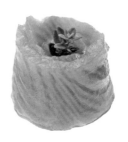

营养分析 三文鱼有补虚劳、健脾胃、暖胃和中的功效，肉中含有丰富的不饱和脂肪酸，如 ω-3 脂肪酸，是儿童脑部、神经系统及视网膜发育必不可少的物质，有助于促进儿童智力发育、提高记忆力、改善视力等。三文鱼中的蛋白质为优质蛋白，富含人体必需氨基酸。

—— 食用注意 ——

儿童应避免吃生鲜三文鱼，一定要烹调熟透，杀灭细菌和寄生虫。

鱿鱼

能量: 313千卡／100克（干品）

推荐食用量：50～100克

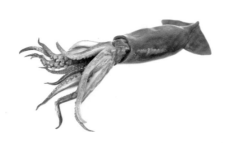

营养分析 鱿鱼是典型的高蛋白、低脂肪食物，富含蛋白质、钙、磷、铁、钾、硒、碘、锰、铜等元素。儿童常吃些鱿鱼，有利于骨骼的生长发育和完善造血系统功效，预防缺钙和缺铁性贫血。鱿鱼还含有大量的牛磺酸，可调节血液中胆固醇的含量，缓解疲劳，恢复视力，改善肝脏功能。

食用注意

发热及荨麻疹、湿疹、哮喘等疾病的儿童应慎食。

虾仁

能量：87千卡／100克

推荐食用量：50～100克

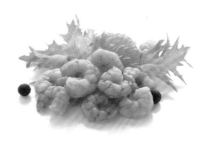

营养分析 虾可温补脾胃、扶补阳气、改善食欲，且其肉质松软、易消化，营养丰富，含有优质蛋白及多种维生素、无机盐，对儿童是极好的食物，儿童经常吃虾，可促进大脑和神经系统发育、提高智力和学习能力，还有助于补充钙质，促进骨骼生长发育。虾中含有丰富的镁，可以调节心脏活动、促进血液循环。

食用注意

虾的头和肠中的有害物质较多，应处理干净后再烹调。

海带

能量：12千卡／100克

推荐食用量：50~100克

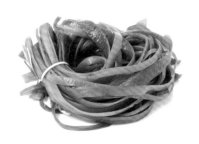

营养分析 海带能清热化痰、软坚散结，防治夜盲症，维持甲状腺正常功能，促进甲状腺素分泌。海带含有丰富的粗蛋白、岩藻多糖、膳食纤维、钙、铁、碘、胡萝卜素、维生素等。儿童常吃些海带，有助于促进智力发育、骨骼和牙齿的生长和坚固，可增强机体免疫力、促进胃肠蠕动、预防便秘等。

—— **食用注意** ——

海带性偏寒凉，脾胃虚弱、腹泻的儿童不宜多吃。

紫菜

能量：207千卡／100克（干品）

推荐食用量：20~30克

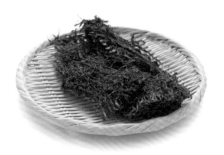

营养分析 紫菜有清热利水、补肾养心的作用，富含蛋白质、维生素、碘、钙、铁等。紫菜中的多糖具有增强细胞免疫和体液免疫的功能，可促进淋巴细胞转化，提高机体的免疫力，对儿童改善体质、预防传染病有很大益处。

—— **食用注意** ——

紫菜是一种性质寒凉的海产品，脾胃虚寒者过多食用紫菜会加重脾胃内的寒性，容易引起腹痛或腹泻等消化不良的症状。

05 水果／干果类

苹果

能量：52 千卡／100 克

推荐食用量：1 ~ 2 个

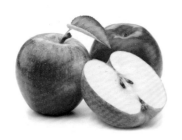

营养分析 苹果中富含粗纤维，可促进肠胃蠕动，协助人体顺利排出废物，减少有害物质对皮肤的危害，预防疾病及肠癌等。苹果中含有维生素 C，是心血管的"保护神"，还能提高机体的免疫能力。

—— 食用注意 ——

苹果一般可直接食用、做沙拉、做果汁，但苹果皮上可能会有残留的农药，最好削皮吃。可以任何形式进行烹调，如蒸、煮、炖、煲汤、做苹果茶等。

梨

能量：44 千卡／100 克

推荐食用量：2 ~ 3 个

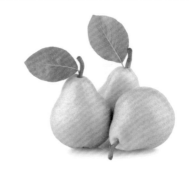

营养分析 梨含有大量蛋白质、脂肪以及钾、钠、钙、镁、硒、铁、锰等无机盐成分和葡萄糖、果糖、苹果酸、胡萝卜素及多种维生素。此外，梨所含的配糖体及鞣酸等成分能祛痰止咳，对咽喉有养护作用。梨中维生素较为丰富，其中 B 族维生素含量较高，能保护心脏，减轻疲劳，增强心肌活力，降低血压。

—— 食用注意 ——

吃梨较多的人远比不吃或少吃梨的人要低。

橘子

能量：43 千卡／100 克

推荐食用量：2～4 个

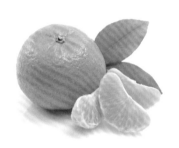

营养分析 橘子含有丰富的维生素C，是一种较强的抗氧化剂，能延缓皮肤衰老、美容、提高机体免疫力、预防疾病等。

—— 食用注意 ——

许多人吃橘子时，都喜欢将橘瓣外白色的筋络扯得一干二净，其实这种吃法是不科学的，橘络有通络化痰、顺气活血之功，不宜丢弃。

橙子

能量：47 千卡／100 克

推荐食用量：2～4 个

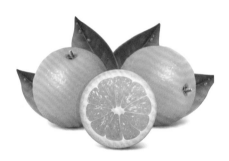

营养分析 橙子中含有丰富的维生素C，能增强人体免疫力，亦能将脂溶性有害物质排出体外，是名实相符的抗氧化剂，能清除导致癌症的自由基，能抑制致癌物的形成。橙子还含有纤维素，可促进肠道蠕动，有利于清肠通便，排除体内有害物质。

—— 食用注意 ——

在饭前或空腹时不宜食用橙子，否则橙子所含的有机酸会刺激胃黏膜，对胃不利，容易导致胃炎。

草莓

能量：30 千卡／ 100 克

推荐食用量：3 ～ 10 枚

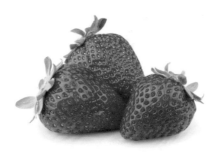

营养分析 草莓具有润肺生津、健脾和胃、利尿消肿、解热祛暑的功效。草莓中富含胡萝卜素和维生素 A，具有明目的效果。此外，草莓中含有的果胶成分能促进肠道蠕动，改善便秘，预防痔疮。

—— 食用注意

草莓适宜在 10℃ 以下的阴凉处保存，温度过高容易腐烂变质。

葡萄

能量：43 千卡／ 100 克

推荐食用量：100 ～ 500 克

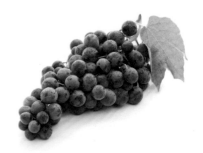

营养分析 葡萄具有补虚健胃的作用，身体虚弱、营养不良的人可多吃葡萄或葡萄干，有助于恢复健康。葡萄中含有天然的聚合苯酚，能与病毒或细菌中的蛋白质结合，使之失去传染疾病的能力，能杀菌抗病毒，常食葡萄对脊髓灰白质炎病毒有良好的杀灭作用。

—— 食用注意

吃葡萄最好连葡萄皮一块吃，因为皮中的营养成分非常丰富，就连葡萄汁也逊色于葡萄皮。

火龙果

能量：51 千卡／ 100 克

推荐食用量：1 ~ 2 个

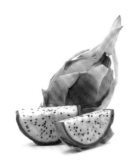

营养分析 火龙果富含大量果肉纤维，有丰富的胡萝卜素、B 族维生素及维生素 C 等，果核内更含有丰富的钙、磷、铁等无机盐及各种酶、白蛋白、纤维素及花青素等营养成分，具有促进眼睛健康、增加骨质密度、助细胞膜生长、预防贫血、增加食欲的功效。

—— 食用注意

火龙果少有病虫害，几乎可以不使用任何农药和激素就能满足其正常营养生长。

香蕉

能量：91 千卡／ 100 克

推荐食用量：1 ~ 3 个

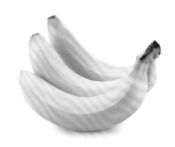

营养分析 香蕉是营养丰富且常见的水果之一，钾元素含量较高，可以将体内过多的钠元素排出体外，起到降低血压的效果。香蕉还能安抚烦躁情绪，对身体极为有益。香蕉中维生素 A 的含量较为丰富，维生素 A 能促进生长，增强对疾病的抵抗能力，是维持正常的生殖力和视力所必需的营养。

—— 食用注意

香蕉和芋头同食会导致腹胀，和红薯同食易引起身体不适。

猕猴桃

能量：56 千卡／100 克

推荐食用量：1～2个

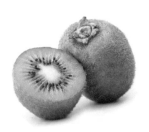

营养分析　猕猴桃营养丰富，美味可口，含有丰富的维生素 A、维生素 C 和维生素 E，不仅能美化肌肤，而且具有抗氧化作用，能有效美白皮肤，增强皮肤的抗衰老能力，强化机体的免疫系统，促进伤口愈合。由于猕猴桃中含有一些人体不可缺少的重要物质，长期食用对保持人体健康、防病治病具有重要的作用。

—— 食用注意 ——

猕猴桃性寒凉，脾胃虚寒、腹泻便溏者不宜食用。

西瓜

能量：25 千卡／100 克

推荐食用量：100～600 克

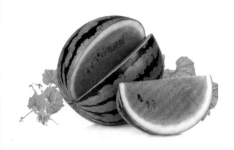

营养分析　西瓜含有葡萄糖、蔗糖、果糖、苹果酸、谷氨酸、瓜氨酸、蔗糖酶、钙、铁、磷、粗纤维及维生素 A、B 族维生素、维生素 C、胡萝卜素等营养成分。西瓜的水分较充足，吃西瓜后尿量会明显增加，这可以减少血液中胆色素的含量，并使大便通畅，辅助治疗黄疸。

—— 食用注意 ——

夏天不宜吃冰西瓜，这对胃的刺激很大，容易引起脾胃损伤。

红枣

能量：264 千卡／100 克

推荐食用量：3～10 枚

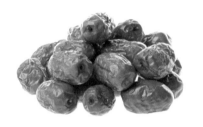

营养分析 红枣的营养十分丰富，鲜枣含糖 20%～36%，干枣含糖可达55%～80%，还含有多种氨基酸、胡萝卜素、维生素 B$_2$、维生素 C、维生素 P、铁、钙、磷等营养物质。儿童常吃红枣，有助于白细胞的生成，进而提高免疫力。红枣富含钙和铁，有助于预防小儿缺铁性贫血，可益智健脑、增强食欲。

—— 食用注意 ——

优质红枣应呈深红色，表皮没有破损，果形短壮圆整，饱满而均匀。

樱桃

能量：46 千卡／100 克

推荐食用量：5～15 枚

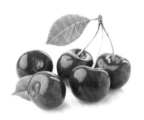

营养分析 樱桃的含铁量特别高，位居各种水果之首，铁是合成人体血红蛋白、肌红蛋白的原料，在人体免疫、蛋白质合成及能量代谢等过程中发挥着重要的作用，同时也与大脑及神经功能、衰老过程等有着密切关系。常食樱桃可补充体内对铁元素的需求，促进血红蛋白再生，防治缺铁性贫血，增强体质，健脑益智。

—— 食用注意 ——

樱桃易破损及变质，应轻拿轻放，于冰箱冷藏保存，并尽快吃完。

核桃

能量：627 千卡／100 克

推荐食用量：15 ~ 20 克

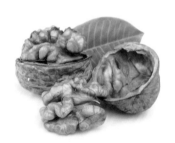

营养分析 核桃中含有多种不饱和脂肪酸，是人体细胞的基本组成成分，也是儿童大脑、神经系统和体格发育所必需的营养物质。核桃还富含钙、磷、铁、锌、胡萝卜素、维生素、磷脂等营养物质，以及鞣质等生物活性物质，全面提供儿童所需要的多种营养物质，儿童常吃核桃，有助于促进智力和免疫系统发育。

—— **食用注意** ——

腹泻、阴虚火旺、痰湿较重的孩子不宜常吃核桃，会加重燥热。

巴旦木

能量：578 千卡／100 克

推荐食用量：30 克

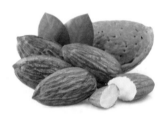

营养分析 巴旦木的营养价值很高，富含不饱和脂肪酸、必需氨基酸、多糖、维生素、钙、镁、铁、钴等营养物质。巴旦木中大量的黄酮类化合物和维生素 E 有很好的抗氧化作用，能够保护儿童各系统和器官，减少自由基对细胞的损伤，并提高机体免疫力。巴旦木中的多不饱和脂肪酸是促进儿童大脑发育的重要物质。

—— **食用注意** ——

巴旦木应保持干燥，装在密封容器中，在干燥、避光处保存。

松子

能量：619 千卡／100 克	
推荐食用量：20 ~ 30 克	

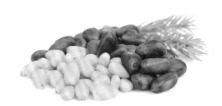

营养分析 松子有滋阴润燥、扶正补虚的作用，富含蛋白质、脂肪、维生素、钙、铁、锌、磷和钾等营养物质，能促进儿童各系统和器官的发育。松子所含的蛋白质中，谷氨酸含量很高，锌、锰、磷的含量也很丰富，这些物质都有益于儿童大脑和神经系统的发育，还可促进骨骼的生长发育、维持正常的糖和脂肪代谢。

—— 食用注意

脾胃虚弱、经常便溏、腹泻的孩子不适宜多吃松子。

花生仁

能量：298 千卡／100 克	
推荐食用量：30 ~ 100 克	

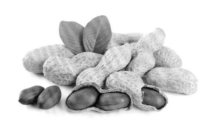

营养分析 花生仁中的氨基酸组成比较符合人体需求，必需氨基酸比例很大，能够加速伤口愈合、促进生长激素的分泌和神经系统发育。其中，谷氨酸和天冬氨酸可促进细胞发育、增强记忆力，赖氨酸也可提高儿童智力发育。花生仁还含有一定量的锌，能增强儿童的记忆力、促进免疫系统发育。

—— 食用注意

患有痢疾、急性胃肠炎等的儿童不宜食用花生仁。

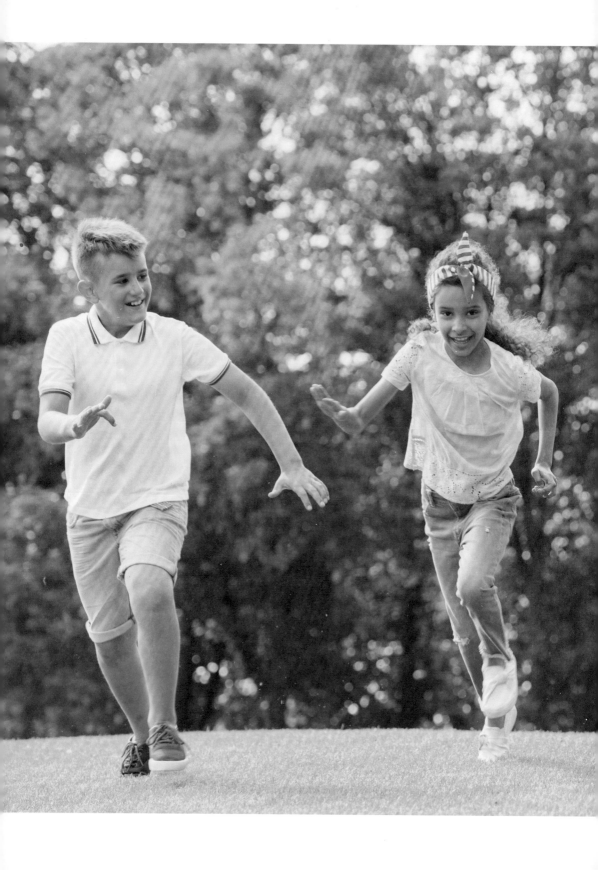

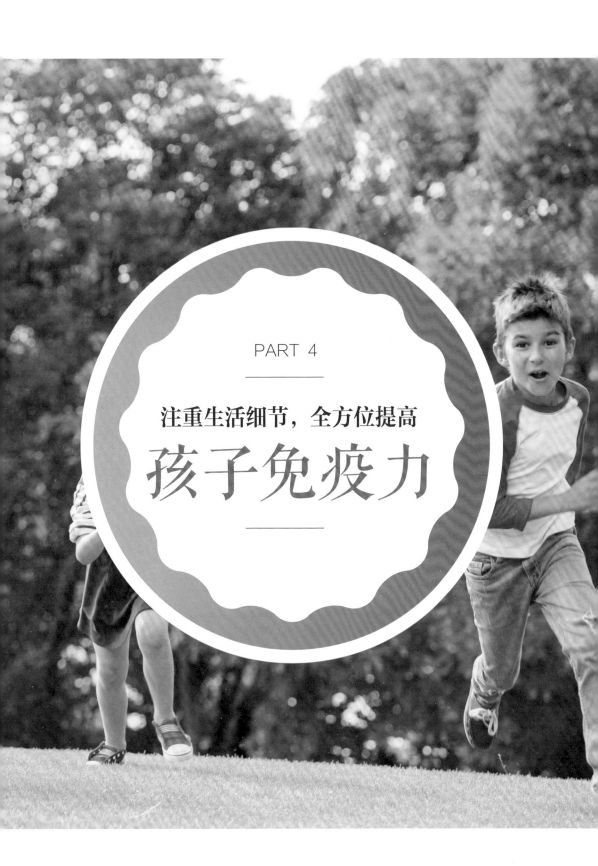

PART 4

注重生活细节，全方位提高
孩子免疫力

01 | 规律的生活习惯，提高孩子免疫力

早睡早起，三餐定时

婴儿的生物钟在出生后会根据生活习惯逐渐形成，因此父母要有足够的耐心来对待宝宝，帮他们找到自己的生活规律。成长中的宝宝每天需要充足的睡眠，如果你的宝宝晚上睡得不够，白天可以让他小睡一下。养成有规律的生活习惯会极大提高婴儿的免疫力，促进婴儿健康成长，对身体大有益处。要帮宝宝养成好的生活习惯，可以试着按照以下方法进行。

每天早晨在同一时间（比如早晨 6 ~ 7 点之间）叫醒宝宝。起床后，让宝宝感受早晨的阳光，帮助宝宝认识"早晨"。对于无论如何都起不来的宝宝，可以在起床前一点点地调亮房间的光线。

进行早晨的"仪式"，如洗脸、换衣服等。

晴朗的日子里，在午前或午后可以适量地安排户外散步。不方便散步时，可以在阳台或庭院晒晒太阳，帮助宝宝认识"白天"。白天尽量安排活泼一些的游戏，夜晚则尽量安排安静的游戏。

晚饭尽量在晚上 7 点半之前完成。夜晚睡觉时关闭不必要的电器，使卧室保持黑暗、安静。

进行睡觉前的"仪式"，如换睡衣、刷牙、讲故事、聊天等。养成睡觉前的这些习惯，帮助宝宝认识"夜晚"。每天尽量在同一时间进入梦乡。

良好的卫生习惯

通过提高婴儿的免疫力，免疫系统就能对病原体形成免疫记忆，万一遇上，也可以很快将其消灭。孩子免疫力提高，抗病能力就会增强，因此平时一定要养成好的生活习惯，培养孩子养成卫生习惯，防止病从口入。平时要养成以下习惯：

○让宝宝学会保护自己的牙齿

家长应有意识地培养宝宝关注自己的牙齿，不妨带宝宝到镜子前看看自己的牙齿。宝宝较大时，可和宝宝一起数数长出了几颗牙，还可以让宝宝张大嘴，和宝宝比比谁的牙齿又白又亮。对于不愿意刷牙的宝宝，家长应耐心地探明原因，如有的宝宝不喜欢牙膏刺激舌头的感觉，有的宝宝怕牙刷捅到牙龈，有的宝宝怕将牙膏咽下……

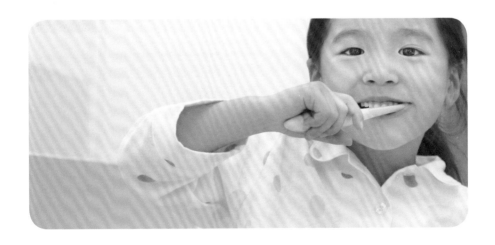

○让宝宝懂得饭前便后要洗手

告诉宝宝洗手的原因，手接触外界难免带有细菌，手上的细菌就会随着食物进入肚子，宝宝就会因为吃进不干净的东西导致生病。家长应教给宝宝正确的洗手方法：先用水冲洗宝宝的手部，将手腕、手掌和手指充分浸湿后，用洗手液或香皂均匀涂抹，让手掌、手背、指缝等处沾满泡沫，再反复搓揉双手及腕部，最后用流动的水冲干净。宝宝洗手的时间不应少于30秒。

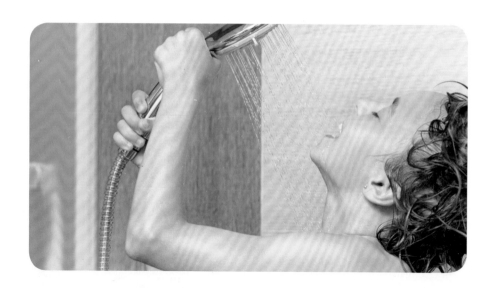

○让宝宝爱上洗澡

应让宝宝体会到洗澡的舒服与清爽，洗澡水的温度要适宜，过热或过冷都容易使宝宝产生不舒服的感觉，甚至会因为水对皮肤的刺激而对水产生恐惧感，从而排斥洗澡。家长可一边为宝宝洗澡一边给宝宝讲故事，或和宝宝一起玩水，让宝宝放松心情，逐渐习惯并喜欢在水中沐浴的感觉。

02 ｜ 和爸爸妈妈一起 做运动

户外奔跑

户外奔跑，注意不是长跑，儿童不适合进行长跑训练，有的家长让孩子跟自己进行慢跑练习，其实是错误的。儿童只适合自由的嬉闹式奔跑，比如抓人游戏就比较好，做游戏也需要控制时间。

弹跳

凡是有氧健身运动皆有健脑作用，其中以弹跳运动最佳，如跳绳、踢毽子、跳橡皮筋、舞蹈等，能供给大脑充分的能量，激发大脑的活力。在上述项目中，跳橡皮筋堪称最佳，它可使人体腰部肌肉、腿部肌肉、关节及大脑皮层神经得到整体协调锻炼。这一健身方法适用于 6～16 岁的少年儿童，所需场地较小，地面平坦即可。

游泳

在室外游泳时，阳光中的紫外线不但可以杀菌，还能促进生长发育，增强新陈代谢，促进身体健康。人在水中要承受水的压力，游泳时要克服

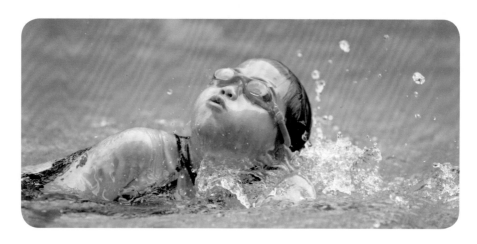

水的阻力，呼吸比陆地上困难得多，经常游泳能促进呼吸肌发育，增加肺活量，从而提高肺功能。冷水的刺激可使皮肤血管扩张，提高儿童对外界温度变化的适应能力。游泳对心肺的锻炼效果更为显著。游泳对心脏也是一种很好的锻炼，能促使心肌发达、收缩有力，排血量增加，还锻炼了全身大肌肉群，使身形健美匀称。

作为对身体伤害最小的运动，游泳也同样适合孩子。游泳的体力消耗极大，但又不会对骨骼、关节造成冲击和磨损。对于正在长身体的小孩们来说，游泳能增加运动量，促进食物消化吸收，增加食欲，又能帮助孩子有效锻炼，提高身体免疫力，促进孩子身体健康发育。

有氧健身操及舞蹈

适当的舞蹈类训练有助于正处于快速生长发育时期的孩子的形体发展，舞蹈需要全身各部位的配合。

通过音乐与舞蹈动作的和谐完成动作协调性的训练，还有助于锻炼肢体的灵活性、柔韧性，培养审美能力，提高身体素质。

立正

实践证明，少年儿童坚持"立正"训练，对矫正"O形腿"和"X形腿"非常有效。具体做法是：全身保持正规的立正姿势，并上提丹田气。"O形腿"者要两脚并紧，两膝关节尽力相靠，必要时可用弹性适当的橡皮带扎在两膝关节上，使其增加内靠力量；"X形腿"者的两膝关节要并紧，两脚跟尽力内靠。每天进行2次或多次"立正"训练，每次坚持20分钟。

球类运动

踢球、运球、投掷球、躲避球……这些运动都对儿童全身发育是非常好的。但注意幼儿不适合练习网球等球拍类的运动，对肌肉生长不好。孩子5岁后，身体运动机能才真正开始向成熟发育，这种发育有人快有人慢，所以一般我们认为，6岁后才是进行某些运动的合适时机，有的孩子则可能需要到7、8岁才准备好。

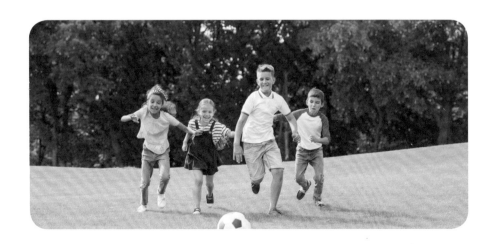

不适合小孩子的运动有哪些

○高强度长跑

儿童正处于生长发育阶段，肌肉纵向发展，肌力差，强度过大的长跑易使肌肉疲劳，会影响肌肉的正常发育。另一方面，儿童心脏较小，收缩力较弱，加上儿童胸廓小，肺通气量亦小，摄氧能力差，强度过大的长跑会加重其心肺负担，造成氧气供应不足，不但难以供应机体所要消耗的能量，而且会影响儿童的正常生长发育。

○拔河

拔河时，幼儿身体或后仰，或前倾，或向一方侧，四肢用力维持在固定的位置上，特别是两队处于势均力敌时，往往要持续一定的时间。而幼儿的骨骼和关节很娇嫩，容易受伤和变形，在拔河这种强度大的运动下，幼儿全身肌肉处于持续的紧张状态，需要消耗大量的氧气和营养物质，常常会导致供不应求而缺氧。在缺氧的情况下，不仅肌肉易疲劳，而且不利于肌肉的正常发育。

○掰手腕

由掰手腕比手劲而引起软组织扭伤及肱骨骨折的事屡见不鲜。这是因为在掰手腕时，肘关节必须屈曲到近 90 度并支撑在桌面上，才能稳定前臂与上臂，把全身力气用在手腕上。这时，双方都咬紧牙关，拼命屈曲手指和腕关节，借着前臂旋前、肘关节屈曲及上臂内旋的动作，以最强的力量压向对方。

○极限运动

少年儿童的体育锻炼，一要遵循儿童自身身体生长发育的规律，二要考虑少年儿童身体的解剖生理特点。孩子处于生长发育期，器官各方面还没有成熟，自然很难承受具有"挑战性"的极限运动，而且很容易造成损伤，比如超过儿童身体自身承受能力几倍的大运动量，就有可能导致儿童肌肉因长期处于极度疲劳状态，造成肌肉疲劳损伤，容易留下运动损伤后遗症。另外，正处于生长发育期的孩子，关节中的软骨还没有完全长成，若长时间过度磨损膝盖软骨，日后容易形成关节炎。

○力量锻炼

儿童生长发育时都是先长身高，后长体重，而且他们的肌肉力量弱，极易疲劳。也就是说，身体发育以骨骼生长为主，儿童还没有进入肌肉生长的高峰期。如果这个时候让孩子过早进行肌肉负重的力量锻炼，一是会让孩子局部肌肉过分强壮，影响身体各部分匀称发育；二是会使肌肉过早受刺激而变发达，给心脏等器官造成较重的负担；三是可能使局部肌肉僵硬，失去正常弹性。所以，父母不要让孩子进行大人常练的引体向上、俯卧撑、仰卧起坐等力量练习。如果要练习肌肉力量，从初中一二年级开始比较合适。

03 | 不必过于干净——形成免疫记忆

免疫系统会对病原体形成免疫记忆，一旦再次遇上病原体，可以很快将其消灭。但如果太干净，孩子没有机会通过感染产生抗体，免疫力反而减弱，并可能导致过敏和自体免疫失调。平时只要使用一般肥皂和水就可达到清洁的目的，不要天天使用消毒液。

玩泥巴，孩子更健康

孩子玩泥巴时身上被弄脏，但身体接触泥里的大量微生物，可以使孩子的免疫系统"认识"细菌而不会对其过敏。有充分的科学证据显示，让孩子在调皮、游戏、运动和其他日常活动中随心所欲地弄脏自己，有助于他们的身心健康发展。

这些可能令父母不悦的活动，却可以增强儿童的免疫力，提高他们的学习能力，有助于他们与小伙伴更好地交流，还可令他们反应更灵敏。人是伴随着细菌和病毒等病原体长大的，病原体会让人生病，但它同时也有助于人体建立自然防御系统。我们的成长环境并非一尘不染，因此需要一个能够抵抗细菌的组织结构。抵抗方式之一是避免与携带病原体和传染疾病的东西接触，恶心呕吐的感觉会让人们本能地远离那些让人感觉不快的东西。第二种抵抗方式就是人的免疫系统发挥作用，打击那些引起感染和过敏反应的有害病原体。

户外野放

在荷兰，从幼儿园至小学 2 年级，都非常注重户外玩耍，只要室外不下雨或下雪，小朋友们会有将近 45 分钟甚至 1 小时的时间都是待在户外。这不仅是为了消耗孩童的能量，更重要的是让小朋友多呼吸户外空气，并且让身体去适应气温，增加免疫力。

下面介绍适合孩子的户外运动及户外活动时的注意事项，让爸爸妈妈和宝宝享受一起"野放"的亲子时光！

○踢球

让宝宝把球从一个地方踢向指定的地方，能锻炼宝宝"击中"目标的准确性和短跑能力，使全身得到运动。和孩子相距三五米站立，先由爸爸或妈妈把皮球踢给孩子，让孩子以同样的方式把球踢给爸爸妈妈。孩子会因用力不足或用力过猛而使球错过目标，这时让孩子去捡，目的是让他多跑跑。随着孩子"技艺"的提高，和他的距离可逐渐拉大，增加难度，锻炼孩子的快速反应能力。也可让孩子和小朋友玩踢球游戏。

适应年龄：一岁半以上。

○打雪仗

大雪过后，带宝宝到雪地里摸爬滚打，能伸展四肢、活动筋骨，呼吸新鲜空气，增强抗寒能力。

适应年龄：9 个月以上。

○骑车

骑车对孩子的协调性、平衡感、快速反应能力和观察能力均有所锻炼，还可以增强关节的灵活性及心肺功能。初学骑车，应提醒孩子身体坐正，握把的手用力均匀，注意蹬车时两腿一曲一直，左右配合协调，使车向正前方行进。在掌握了这个技能之后，学习一手用力、拐弯、捏闸或用脚踩地，以便在遇到行人、障碍物、坑坑洼洼时及时躲避。

○游戏——小兔拔萝卜

孩子们跳去拔萝卜，跳回送萝卜，并让孩子告诉家长"拔了几个"。这个游戏小孩子最喜欢了，既锻炼了孩子跳的能力，又让孩子在游戏中学会了数数。

○爬山

可以带孩子去爬山，可以选择一些不是特别陡峭的山，最好是平缓的山。带孩子爬山能增加孩子的耐力、观察力，但是要注意别爬太急。

○接力棒

来到户外，让孩子充分发挥自己的天性，尽情地疯跑是一项几乎所有的小朋友都不会排斥的活动。家长朋友们可以带一根孩子握着长短粗细合适的接力棒，和孩子一起确定跑步的起点和终点，然后就可以开始和孩子尽情奔跑了，同时还可以邀请其他的小朋友加入，其乐融融。

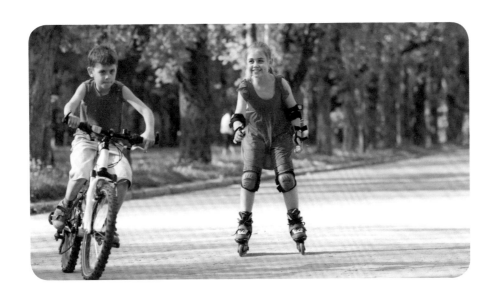

带着孩子一起享受"三浴"好时光

"三浴"说的是日光浴、空气浴、温水浴三种方式，即充分利用阳光、空气和水锻炼身体，能有效提高宝宝对外界环境变化的适应能力，从而增强抗病能力。

○温暖日光浴

日光红外线能使皮肤血管扩张，促进血液循环和新陈代谢；紫外线可杀菌，并预防佝偻病。只要室外气温为 22℃ 至 30℃，应尽量让宝宝多晒太阳。春秋季可直接接触阳光，夏天可接受散射或反射阳光。注意不要让阳光直射宝宝眼睛，但要尽量多暴露皮肤。不能让孩子着凉，可以先在室内打开窗户晒日光浴，然后逐步地过渡到室外。阳光不可直射孩子的头部，可戴遮阳帽来保护头和眼睛不被太阳光直射。生病时或湿疹严重时不做日光浴。

○清新空气浴

空气浴是让宝宝的皮肤大面积暴露在空气中，通过空气的温度、湿度、气流、气压、散射的日光和阴离子等物理因素对人体的作用，来提高机体对外界环境的适应能力的一种健身锻炼法。这种方法能改善呼吸功能、血液循环、神经系统的功能，还能提高抗寒能力，预防感冒。

先在室内开窗配合婴儿抚触操进行，室温不低于 20℃，开始可穿衣（去尿布），随着外界气温升高，逐渐减少衣服直至穿短裤。当宝宝较能适应时，在室外温度 20℃以上且无强风时，可移至室外进行。如遇大风、大雾或寒流，可暂停或在室内进行。一般情况下要有规律地坚持，不要无故中断。发热、虚弱的儿童及患有严重心肾疾病患儿不宜进行空气浴。

○舒适温水浴

水的热传导能力比空气高 30 倍左右，对体温调节有更大的作用。水温以 36℃为宜。浸浴时，宝宝在浴盆里取半卧位，可用水冲洗躯干和四肢，水量应不超过锁骨，每次浸浴不超过 5 分钟。温水浴还可以帮助宝宝退热哦！

宝宝"三浴"锻炼的顺序是空气浴→日光浴→温水浴。待宝宝适应后，"三浴"可同时进行，如上午进行空气浴和日光浴，睡前进行温水浴。

户外活动注意事项

爸爸妈妈带孩子去户外做活动的时候，要格外注意孩子的安全问题。

①户外活动切忌太早或太晚，最好选在上午十点至下午三点这段时间内。

不管是有阳光还是无阳光的天气，上午十点至下午三点钟是一天内温度最高的时间段。当然，最好选择有阳光的天气带孩子外出，可以让孩子充分地沐浴阳光，天气也暖和，更适合孩子尽情地玩耍。

②不要在风大的天气外出活动。

风大的天气不适合孩子外出，孩子容易着凉感冒。而且风大时，孩子的眼睛容易受刺激而流眼泪，甚至易有异物进入眼睛，所以风大时尽量不要带孩子外出。

③冬天出行给孩子穿一些保暖好、方便活动的棉衣。

带孩子外出，就要让孩子能够充分地活动、自由地活动，所以最好给孩子穿些简单的保暖性好的衣物，不要穿得太长或太大，避免孩子活动时摔倒。如果怕孩子冷，可以给孩子外面穿个羽绒马甲，这样更方便活动，如果出汗了，也方便脱掉。

④活动地点不要选在空旷的郊外，可以选择在可以遮风的公园或儿童乐园。

不管是哪个季节，都有它特别之美。虽然冬天没有绿色，但如果你到户外走一走，同样也能发现它的美，尤其是下雪时，走到空旷的郊外，看到望不到边际的白雪，你会发现好美好美。可是，空旷、没有遮风的地方，即使有一点儿风也显得特别大，所以不要带孩子去空旷的郊外。像市区的公园或室外的儿童乐园，有建筑、有娱乐设施，我们一样可以沐浴阳光，一样可以满足孩子户外玩耍的要求。

⑤外出前给孩子用温水多洗脸，让皮肤充分吸收水分，然后多涂些润肤霜。

洗脸很重要，不要感觉小孩子的脸不脏，容易洗，这是错误的。给孩子洗脸时要用温水，而且要多洗一会儿，让孩子的脸充分吸收水分，否则外出时吹到风容易干裂。洗脸完毕后再多涂些润肤霜，以达到保护孩子皮肤的目的。洗手跟洗脸同样重要。

⑥为了让孩子的小手能够自由活动，可以给孩子戴露手指的手套。

仔细观察一下，孩子所做的每个活动项目几乎都离不开手，所以，手总是裸露在外面的。为了孩子的小手不被冻伤，也为了让孩子能够自由活动，所以尽量给孩子戴一双露手指的手套。

⑦**外出活动时，一定要注意孩子的个人卫生，以免被传染感冒。**

一到冬天，不管是大人还是孩子，感冒的人数量会骤增。孩子在外出活动时，一定会遇到别的小朋友，如果遇到感冒（比如咳嗽或流鼻涕）的孩子，尽量离远些。一定多注意宝宝不要离感冒的孩子太近，不要接触感冒孩子所玩的玩具。在吃东西前，一定要洗手，避免被传染感冒。

⑧**孩子运动量大时容易出汗，一定要及时给孩子减衣服，否则容易感冒。**

尽管是寒冷的冬天，如果运动量大，还是会出汗的。尤其是孩子们，喜欢玩，很容易出汗。所以，一定要及时给孩子减衣服，最好是在孩子出汗前把多余的衣服减掉。等汗出来的时候，汗毛孔已经张开，再受到冷空气刺激，就很容易感冒。及时增减衣服很重要。

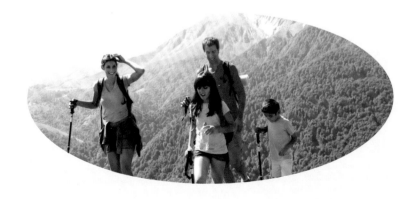

04 | 积极调整情绪

情绪影响免疫力

情绪对免疫系统的影响确实存在，这方面的研究已经引起医学界的重视。个性显得易激动、紧张、烦恼，并且神经过敏、喜怒无常，以及富于自我牺牲精神、克制敌意、抑郁者比其他人容易患类风湿性关节炎或其他自身免疫性疾病。有免疫抑制性倾向者常表现为与人接触不良、无警觉、不能表达情感，这些人通过心理因素（如应激）或某些外因（如病毒、感染）刺激，免疫功能会低下，易感某些疾病，特别是感染性疾病。反之，善于约束自己的人，能积极主动地适应外界环境，觉得人生有意义、有乐趣，能对抗烦恼、悲痛、忧郁等对免疫系统的抑制，从而在遇到不利因素时不增加对某些疾病的易感性。精神分裂症病人常伴有免疫调节机能紊乱，会出现与自身免疫性疾病相似的淋巴细胞亚群功能改变。

运用心理治疗及精神药物能逆转对免疫系统的不良影响，对癌症和自身免疫性疾病有一定的辅助治疗作用。催眠、暗示等方法能增强白细胞杀灭细菌的能力，并能改善淋巴细胞的反应性。

心理因素对免疫系统影响的详细机理仍在深入的研究之中，一般认为是通过心理－神经－内分泌－免疫的复杂网络而产生作用。从初步的研究结果来看，为维护、改善我们免疫系统的功能，有必要对我们的个性、心理状态作适当的调整。

孩子的情绪是很容易受外界影响的，最大的影响还是来自于父母。当孩子面对情绪暴躁的父亲或者母亲时，他们所启动的情绪调控模式有可能是和父母一样的，也有可能正好相反，也就是貌似平静，但在内心里积压了很多愤怒和恐惧，而当他们力量足够大的时候就会爆发反抗。情绪免疫力高的孩子，就会情绪比较稳定，表现得乐观、积极，敢于挑战困难，能够很快从痛苦的情绪当中走出来；而情绪免疫力低的孩子，就会表现出很多的情绪和行为上的问题，比如多动症与注意力不集中、抽动症中的情绪问题、儿童各种情绪障碍、用谎言来缓解内心的痛苦、因为烦躁或者自卑而厌学，男孩子因为情绪调控力差而容易形成网瘾，严重抑郁的孩子会出现自杀倾向。情绪免疫力低的孩子在成年之后容易出现各种心理问题，甚至是心理疾病。

家庭氛围很重要

良好的情绪可激发免疫系统的活力，从而起到充分保护机体的作用。宝宝在忧伤、焦虑、恼怒等不良情绪的影响下，可引起神经内分泌功能紊乱，直接影响机体生理机能，同时会产生大量的有害健康的物质，有人称之为有害激素或内分泌毒素。父母为宝宝营造一个和睦的家庭氛围，让宝宝有一个愉快的身心，可以帮助宝宝免疫力保持良好状态，从而极大地提高婴儿的免疫力！让宝宝保持良好的情绪，要注意以下几点。

父母的教养态度对宝宝的影响非常重要。宝宝做得好要及时表扬，宝宝做错了也要第一时间告诉他哪里错了，不要以为宝宝听不懂，他可以感应到，这世间的爱对宝宝来说很重要！

要有好的家庭氛围，不要当着宝宝的面吵架或者发脾气，宝宝会受到惊吓的。刚来到这个世界，世界上一切都很新鲜，乱发脾气会影响到宝宝的性格，从而影响其健康以及长大后的脾性！

多带宝宝到外面去玩，并耐心地告诉宝宝外面一些事物的名称，让宝宝多了解陌生人，这样不仅能让宝宝提升对陌生环境的认知力，还能极大提高宝宝对陌生病菌的自身免疫力！

鼓励孩子多和其他孩子接触

据研究，13 岁以下的孩子如果在幼小时多和小朋友相处，日后罹患气喘的概率会减少一半。通过接触其他孩子，暴露在感染原下，可刺激孩子的免疫反应，激活免疫系统，降低对过敏原起反应而引发气喘的概率。

承受压力愈大愈容易感冒

教孩子一些放松的技巧，适当安排活动，别让压力压垮孩子的免疫力。

05 | 及时增减衣物可增强孩子的免疫力

不同月龄的宝宝穿衣指南

○ 0~3个月

宝宝未满3个月，体温调节功能不完善、免疫力差，同时出汗多、皮脂腺分泌多，若选衣不当，有害物质易侵袭婴儿娇嫩的皮肤，增加患病的机会。

因此衣服质地上要选择保暖、柔软及吸湿性良好，颜色以浅色为主，容易洗涤的棉质衣料；要求穿脱方便，不宜太小。

推荐穿衣——和尚衣，方法如下：

①先将衣服平放在床上，让宝宝平躺在衣服上。

②将宝宝的一只胳膊轻轻地抬起来，先向上再向外侧伸入袖子中，将身子下面的衣服向对侧稍稍拉平。

③抬起另一只胳膊，使肘关节稍稍弯曲，将小手伸向袖子中，并将小手拉出来，再将衣服带子结好就可以了。

○ 4 ~ 6 个月宝宝

4 个月以后的婴儿开始会手舞足蹈，为了安全舒适，选择的衣服款式不宜有大纽扣、拉链、扣环、别针之类的东西，以防损伤婴儿皮肤或被吞到胃中。可用布带代替纽扣，但要注意内衣布带不要弄到脖子上，防止勒伤婴儿。

推荐穿衣——连体衣，方法如下：

①把所有的扣子都解开，让宝宝平躺在衣服上，脖子对准衣领的位置。

②把衣服套入宝宝的手臂和腿。

③注意给宝宝穿衣服时动作一定要轻柔，要顺着其肢体弯曲和活动的方向进行，不能生拉硬拽，避免伤到宝宝。

○ 7 ~ 9 个月宝宝

此阶段正是学走练爬的时期，宝宝好动、易出汗，衣服易脏易破。要选择结实、易洗涤及吸湿性、透气性好的织物。

推荐穿衣——套头衫，方法如下：

①把上衣沿着领口折叠成圆圈状，将两个手指从中间伸进去，把上衣领口撑开，然后从宝宝的头部套过。为了避免套头时宝宝因被遮住视线而恐惧，妈妈要一边跟他说话一边进行，以分散他的注意力。

②穿袖子。先把一只袖子沿袖口折叠成圆圈形，妈妈的手从中间穿过去后握住宝宝的手腕，从袖圈中轻轻拉过，顺势把衣袖套在宝宝的手臂上，然后以同样的方式穿另一条衣袖。

③整理。一只手轻轻把宝宝抬起，另一只手把上衣拉下去。

○ 10 ~ 12 个月的宝宝

宝宝到了学步期，活动能力越来越强，衣物应更适宜活动。学步期宝宝容易摔倒，衣物的安全性仍然很重要。舒适的背带裤、棉质衬衣非常适合宝宝。衣物上不能有尖锐的、凸出的硬物。

宝宝可以穿学步鞋或学步袜（鞋底或袜底有增加摩擦力的设计），帮助学习走路，保护双脚。

带宝宝外出活动，可以让他试试满裆裤，穿满裆裤活动起来更方便，还可以保护他的小屁股。

另外，给宝宝穿衣不止是穿什么的问题，穿多少也是妈妈们必须掌握的技能。总有宝宝因为穿衣不当，导致玩闹后大量出汗，结果感冒了，掌握正确穿衣的方法能让宝宝少生病。

春季怎样给宝宝穿衣服

春天到了，天气一天比一天热，又到了换衣服的季节，对宝宝来说，要讲究"春捂秋冻"，但是捂要捂得合理，孩子才能少生病。春季穿衣要注意这两点：

"下厚上薄"：应当注重对孩子下半身，尤其腿脚的保暖。

"三暖一凉"："三暖"指的是手暖、肚暖、足暖，"一凉"指头部要凉。

做到这两点能够预防疾病，减少感冒受凉的概率。有的孩子有戴帽子的习惯，春天多风，还是要戴着帽子，不过可以换个薄一点儿的。不戴帽子的就别戴，免得又戴又摘的，反而容易受风着凉。

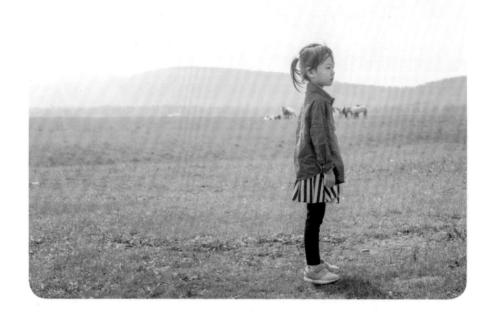

夏天如何给宝宝穿衣服

在夏季，孩子虽然不用挨冻，但却容易着凉感冒或者出现一些皮肤问题，这和穿衣有很大的关系。想让孩子少生病，在给孩子穿衣方面，妈妈一定要记住这几个注意事项。

◯ 根据天气变化增减衣物

夏季的温度比较高，家长常会给孩子穿短袖短裤，让身体凉爽一些。但同时夏季又是一个多雨的季节，下雨的时候难免会降温，这时再给孩子穿短袖短裤，孩子可能就会着凉。所以在温度稍有下降时，家长要记得给孩子添加衣服，避免孩子着凉感冒。长袖卫衣对孩子来说就比较合适，在保暖的同时也不会太厚，孩子穿上会很舒服。

◯ 出门穿长袖防晒

夏季的阳光非常毒辣，尤其是中午出门，如果没有做好防晒，回来之后很有可能会黑好几个度，长期暴露在阳光下，甚至有可能会晒伤。孩子的皮肤幼嫩，强烈的紫外线带来的伤害就更不用说了，所以孩子出门时一定要避开中午的时间段。平时在孩子出门之前，妈妈一定要给他做好防晒，最好让孩子穿上防晒衣。

◯ 避免胸口捂得太紧

相较于成年人，孩子更容易出汗，胸口就是孩子身体散热的一个重要部位。妈妈在给孩子选择衣服的时候，一定要优先考虑宽松透气的，避免把他的胸口捂得太紧，影响散热。不过妈妈也要注意，孩子的腹部不能受凉，不能让孩子光着上身，尤其是睡觉的时候，要给孩子做好腹部保暖，否则很容易着凉。

○鞋子要舒适

给孩子选择一双舒适的鞋子也很重要。孩子的脚容易出汗，夏季家长多会让孩子穿凉鞋。为了保护孩子的脚部，同时也让孩子穿得舒适，家长一定要慎重给孩子选择凉鞋。首先，鞋子的材质一定要柔软，这样才不会伤害脚部娇嫩的皮肤；其次，孩子的脚趾脆弱，容易受伤，家长最好给孩子选择包头的凉鞋；最后，为了防止孩子走路摔跤，要选择鞋底防滑、耐磨的鞋子。

宝宝秋天"加衣法则"

秋天是天气由暖转凉的季节，温度虽低，却又不太冷，正好适宜对宝宝进行耐寒锻炼。那么，宝宝到底该穿多少衣服呢？

○比大人多穿一件

正确的穿衣方法是根据气候、室内温度及孩子情况来随时增减，以宝宝面色正常、四肢温暖和不明显出汗为宜。新生宝宝（出生28天内）在室内要比大人多穿一件；2～3个月大时，在室内可以和大人穿一样多的衣服，室外多穿一件；更大一些的孩子，甚至可以在室内比大人少穿一件，室外穿得和大人一样，注意别受风即可。

○小肚子需要小肚兜的保护

秋季，宝宝很容易腹泻，要特别注意腹部的保暖。给宝宝养成穿肚兜的习惯，护好小肚子，这样无论穿多穿少，肚子都不会露出来而着凉。另外，还可以用大浴巾或者薄被按长方形对折几层，盖在宝宝的腹部，把他的手脚露在外面，当宝宝睡着或者翻身时，不容易把浴巾或者薄被踢掉。

○"三暖一凉"穿秋衣

查看宝宝穿衣是否合适，只要保证"三暖一凉"就可以，一是手暖，二是肚暖，三要足暖，四要头凉。

手暖： 抚摸宝宝手心，如果是温热而无汗，证明穿衣是得当的。

肚暖： 保持肚暖即是保护脾胃。当冷空气直接刺激腹部时，就会肚子痛，从而损伤脾胃功能，使脾胃不能正常稳定地运转，影响到正常的消化吸收。所以，肚暖是保护孩子健康的重要一环，睡觉时围上肚兜，是保持肚暖的好方法。

足暖： 脚部是阴阳经穴交会之处，皮肤神经末梢丰富，是对外界很敏感的地方。孩子的手脚保持温暖，才能保证身体适应外界气候的变化。

头凉： 从生理学的角度来讲，孩子经由体表散发的能量，有 1 / 3 是由头部发散，如果头部捂得严严实实，反而不利于体热蒸发。特别是当孩子发热时，更不可捂住头部。

○宽松衣服更保暖

保暖最好的方式是使身体周围形成空气层。可以为宝宝选一件由柔软的棉布和膨松棉制成的睡袍。睡袍如同一件宽大的衣服，便于穿脱及换尿布，不必担心孩子睡觉时因为把被子蹬开而受凉。

○加几层稍薄的衣服

多穿几层稍薄的衣服，保暖效果更好。层数多，层间的空气流通相对较好，即使出了汗也容易干，能保证衣服里面空气的保温效果。可以选择轻薄、保暖的衣服，给孩子多穿两层。比如一件贴身的衣服，加上一件保暖服，再加一件防风外套，这样中午升温时，就可以脱掉中间一层了。

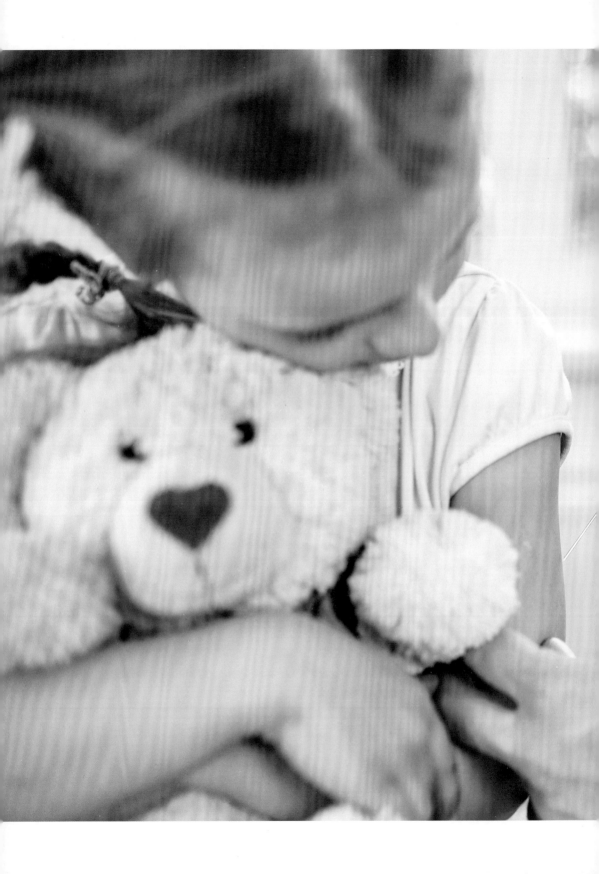

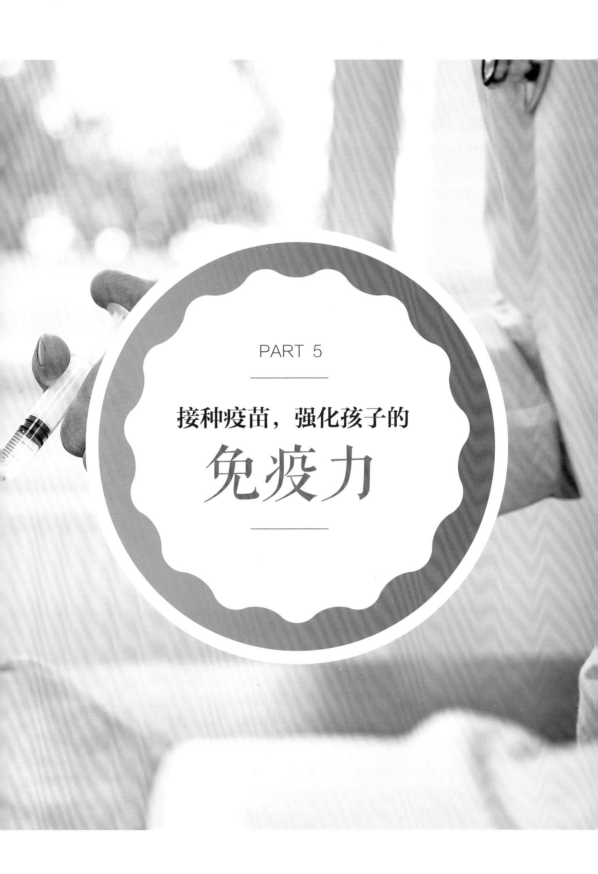

PART 5

接种疫苗，强化孩子的

免疫力

01 | 注射疫苗，给免疫力进行 "实战训练"

注射疫苗是主动免疫，通过注射微量的抗原来刺激机体产生一系列的免疫反应，从而达到对某种疾病具有免疫力的一种手段。被动免疫一般也是通过注射实现的，不过注射的不是抗原，而是直接输入抗体，比如注射免疫球蛋白或者直接使用恢复期的血清。

注射疫苗是特异性免疫。抗体分特异抗体和非特异抗体。人工接种的是特异抗体，它是特异抗原产生的有专一性、选择性的一种抗体；而非特异抗体是机体本身产生的没有专一性、选择性的抗体。

注射疫苗可以刺激机体产生抗体，防止相应的传染病发生，对被接种者是一种经济有效的保护措施。再者，现在国家也要求小孩出生后按照规定的程序接种疫苗，没有有效的预防接种证将会影响小孩的入学、入托，也会影响今后的出国。

疫苗接种对传染病预防效果可靠，安全风险低，对接种对象的健康成本效益最大，是各国政府着力保障的基本公共卫生服务。我国目前使用的疫苗，无论是种类，还是人群使用数量，都与发达国家使用的和世界卫生组织建议的有一定的差距，并且现阶段还不能向全民免费提供或纳入医保支付全部已上市的疫苗。

02｜预防接种与计划免疫

计划免疫是国家实行的、有法律要求的、全国范围内对适龄儿童进行的针对性疾病预防接种。

预防接种包含了计划免疫的疫苗接种，也有未纳入国家免疫规划的疾病预防疫苗，俗称自费疫苗，还有大众所熟悉的狂犬疫苗等。

所谓预防接种，就是将人工制备的某种抗原或抗体注入机体，使机体获得对该疾病的特异免疫力；而计划免疫则是根据疫情监测和人群免疫状况分析，按照规定的免疫程序，有计划地利用疫苗进行预防接种，以提高人群免疫水平，达到控制乃至最终消灭针对传染病的目的。

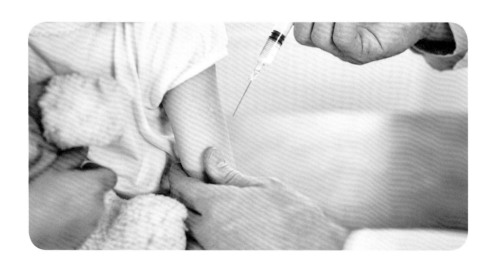

03 | 为什么接种疫苗后还会患相应疾病

所有的疫苗均具有一定的保护率，多数疫苗的保护率都大于 80%，有些疫苗的保护率能达到 95% 以上，但疫苗保护率通常都达不到 100%。

①某些疾病可由多种病原体引起或者同一种病原体有多种血清型，而目前使用的疫苗只能预防某种病原体或者某些血清型，接种疫苗后仍可能得病。例如手足口疫苗（EV71 疫苗）只能预防 EV71 病毒感染导致的手足口病，不能预防柯萨奇病毒、埃可病毒；4 价宫颈癌疫苗（HPV 疫苗）只能预防 4 种 HPV 感染，不能预防所有高危型 HPV。

②由于受种者个体差异等原因（如免疫应答能力低下等），少数人接种疫苗后不能产生充足的保护作用，仍有可能得病。

③疫苗通常都有一定的保护年限，随着时间的推移、年龄的增长，接种疫苗所产生的抗体逐渐降低直至转阴，接种者可能重新成为疾病的易感者，如果接触到疾病的病原体，仍可能被感染。

④接种疫苗到产生保护需要作用一定的时间。如果接种疫苗时受种者恰好处在该疫苗针对疾病的潜伏期，接种后疫苗还没来得及产生保护作用，则受种者可能发病。

⑤虽然接种疫苗后不能保证 100% 不得病，但大量的研究证明，即使接种疫苗后发病，相对于不接种疫苗者，其患病时的临床表现通常更轻微，康复也更快。接种疫苗仍是预防传染病最经济、最有效的手段。

04｜疫苗接种，父母该知道的那些事

从宝宝出生开始，前 6 个月基本每个月都要接种疫苗。父母不要以为只需要定时带宝宝去医院就行，为了宝宝的健康和宝宝能够有效接种疫苗，爸妈要多了解宝宝接种疫苗的相关事宜。

接种前注意事项

带好儿童预防接种证，这是宝宝接种疫苗的"身份证明"。

和医生好好谈谈，如果孩子有过敏或者其他不适，让医生准确地知道，以便保护好宝宝的安全。

准备接种前一天给宝宝洗澡，当天最好穿清洁宽松的衣服，便于医生施种。

如果小宝宝有不适，患有结核病、急性传染病、肾炎、心脏病、湿疹、免疫缺陷病等，需要暂缓接种。

接种时间不能提前

医生一般都会在打完预防针后给一个预约单，上面标明了宝宝下次接种的时间和接种的内容。有些爸妈心疼宝宝，觉得晚接种不如早接种，让宝宝早点得到所需要的抗体；或者爸妈担心自己没空带宝宝去接种疫苗，就打算提前带宝宝打预防针。这种做法是不科学的，因为接种时间只能适当推迟，不能提前！

因为宝宝出生时带有来自于母体的各种疾病抗体，这些抗体在宝宝体内存留的时间有长有短，这就决定了接种疫苗时间的早晚。宝宝的免疫功能不完善，如果提早接种疫苗，产生的抗体少、水平低，就起不到效果，所以宝宝接种疫苗时间不能提前。比如说有些预防针应该3岁才接种，就不能提前到1岁。因为接种分时间、分年龄、分进口国产等，需要注意好多，所以父母还需听取医生的建议和安排。

打针前确保宝宝没生病

到了接种疫苗的日子，宝宝却患上感冒，有发热、腹泻、哭闹等身体不舒服的情况，等孩子身体恢复健康再接种是比较正确的选择。由于疫苗是减毒或灭活的病毒或细菌，接种后会对人体带来微小的"疾病"，所以在接种前，宝宝的身体应该处于健康状态。若生病，不能接种疫苗。可在病愈一周后再接种，否则疫苗接种后反应较大，接种后的长远效果也不够好。

打针时千万别入睡

接种疫苗要在宝宝清醒的情况下进行，提前跟宝宝沟通，比如说"我们要打针了，像被蚂蚁咬一口，是不会疼的"，最起码要让宝宝对接种疫苗这件事有个心理准备。

注意宝宝接种后的反应

因为宝宝接种的疫苗对宝宝神经和身体有一点刺激，会使宝宝的全身或者局部产生一定的反应，但这个不是绝对的。父母在带宝宝接种疫苗前，应该了解接种不同疫苗的注意事项以及接种后的反应，遇到问题才不会措手不及。

常见的接种不良反应有发热、呕吐、腹泻、湿疹、头痛、恶心、胃口不佳、烦躁哭闹等。

接种疫苗后有不良反应的宝宝应该注意多休息，一般全身反应在3～4天会自动消失。如果病情加重，就要及时送到医院就诊，并且在下一次接种的时候跟医生说明上一次出现过的情况。

接种后的2～3天，宝宝应当避免剧烈运动，多喝温水、多休息，注意伤口的清洁。

接种疫苗有很多注意事项，爸妈用心了解，能帮助宝宝拥有更强壮的身体，也更能自如地面对宝宝在接种疫苗后的各种情况。

不相信关于疫苗的谣言

谣言 1：认为自然免疫比疫苗免疫好。

有些疾病（比如麻疹）得过一次后，体内确实会产生免疫保护，以后不会再得了，但很多严重的传染病一旦患上，就可能致残、致死。疫苗让我们既不得病，又有了针对该疾病的抗体，能更好地保护身体。

谣言 2：没有什么疫苗是必须打的，疫苗破坏人体免疫系统。

疫苗非但不会破坏人体的免疫系统，反而是免疫系统的"辅助兵"，能协助自身免疫对抗各种有害微生物的侵袭。

谣言 3：一次只接种一种疫苗，别一次接种两种疫苗。

现在的通行做法是，尽量安排多种疫苗同时接种，尽量使用联合疫苗，无需担心疫苗不良反应。

谣言 4：接种疫苗出现不良反应的概率很大

疫苗应用于健康人群，其安全性要高于治疗用的药品。总体来说，由疫苗导致的严重不良反应的发生率极低，只有 1%。

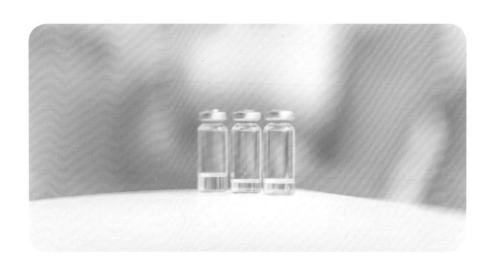

05 | 计划内疫苗的接种

计划内疫苗全称为国家计划内疫苗，这种疫苗是国家免费接种的疫苗。目前国家计划内疫苗有很多，这些都是孩子必须要接种的疫苗。

什么是计划内疫苗

计划内疫苗（一类疫苗）是国家规定纳入计划免疫的，属于免费疫苗，是从宝宝出生后必须进行接种的疫苗。

计划免疫包括两个程序：一个是全程足量的基础免疫，即在 1 周岁内完成的初次接种；二是以后的加强免疫，即根据疫苗的免疫持久性及人群的免疫水平和疾病流行情况，适时地进行复种。

我国对儿童实行预防接种证制度，父母应及时向医疗保健机构申请办理预防接种证，并按规定的免疫程序、时间，到指定的接种点接受疫苗接种。父母要注意的是，预防接种证是儿童身体健康的"身份证"，宝宝入托、入学、入伍或将来出入境的查验都可能用上它，所以要好好保管。

国家计划内疫苗

国家计划内疫苗包括卡介苗、脊髓灰质炎疫苗、百白破三联疫苗、麻疹疫苗和乙肝疫苗等。接种这些疫苗都是免费的。

国家计划内疫苗是按照国家免疫规划而确定的疫苗。国家免疫规划是指按照国家或者省、自治区、直辖市确定的疫苗品种、免疫程序或者接种方案，在人群中有计划地进行预防接种，以预防和控制特定传染病的发生和流行。

国家计划内疫苗有哪些？在现行范围内已经使用的乙肝疫苗、卡介苗、脊髓灰质炎疫苗、百白破疫苗、白破疫苗、麻疹疫苗、A 群流脑疫苗、乙脑疫苗等 8 种疫苗的基础上，以无细胞百白破疫苗替代百白破疫苗，并将麻腮风疫苗、A+C 群流脑疫苗、甲肝疫苗等 3 种疫苗纳入儿童免疫规划，对适龄儿童进行常规接种。通过接种上述 11 种疫苗，可预防乙型肝炎、结核病、脊髓灰质炎、百日咳、白喉、破伤风、麻疹、流行性脑脊髓膜炎、流行性乙型脑炎、流行性腮腺炎、风疹、甲型肝炎等 12 种传染病。

如今宝宝要接种的疫苗越来越多，2 岁前一般要接种 11 种疫苗，打 20 针。有些父母便担心了，疫苗是用细菌、病毒或它们所产生的毒素制成的，这么多的疫苗，宝宝的身体能承受吗？其实大可不必担心，预防接种就是为了通过接种免疫制剂使个体和群体产生主动或被动免疫力，保护个人和群体不受病原因子的感染和发病，以此控制所针对的传染病的发生和流行，最终消除或消灭所针对的传染病。

另一方面，宝宝的免疫系统没有我们想象的那么弱，疫苗不但不会削弱宝宝的免疫系统，反而会增强宝宝抵御严重疾病的能力。所以，父母的明智选择应该是，按照计划免疫程序给宝宝打预防针。

○疫苗接种口诀

出生乙肝卡介苗，在接生医院接种。满月一定要记清，该打乙肝第二针。到了二三四个月，每月要注射（口服）脊髓灰质炎疫苗。月龄三四五个月，每月一针百白破。孩子出生六个月，记住乙肝第三针。流脑乙脑和麻腮风，及时接种莫延迟。甲肝两岁莫超过，六岁流脑和白破。

年龄	疫苗名称	次数	可预防的疾病
出生时	乙肝疫苗	第一次	乙型病毒性肝炎
	卡介苗	第一次	结核病
1 月龄	乙肝疫苗	第二次	乙型病毒性肝炎
2 月龄	脊髓灰质炎疫苗	第一次	脊髓灰质炎（小儿麻痹症）
3 月龄	脊髓灰质炎疫苗	第二次	脊髓灰质炎（小儿麻痹症）
	无细胞百白破疫苗	第一次	百日咳、白喉、破伤风
4 月龄	脊髓灰质炎疫苗	第三次	脊髓灰质炎（小儿麻痹症）
	无细胞百白破疫苗	第二次	百日咳、白喉、破伤风
5 月龄	无细胞百白破疫苗	第三次	百日咳、白喉、破伤风
6 月龄	乙肝疫苗	第三次	乙型病毒性肝炎
	流脑疫苗	第一次	流行性脑脊髓膜炎
8 月龄	麻疹疫苗	第一次	麻疹
9 月龄	流脑疫苗	第二次	流行性脑脊髓膜炎
1 岁	乙脑减毒疫苗	第一次	流行性乙型脑炎
	甲肝疫苗	第一次	甲型病毒性肝炎
1 岁半	无细胞百白破疫苗	第四次	百日咳、白喉、破伤风
	麻腮风疫苗	第一次	麻疹、腮腺炎、风疹
2 岁	乙脑减毒疫苗	第二次	流行性乙型脑炎
	甲肝疫苗（与前剂间隔半年至一年）	第二次	甲型病毒性肝炎
3 岁	A+C 流脑疫苗	加强	流行性脑脊髓膜炎
4 岁	脊髓灰质炎疫苗	第四次	脊髓灰质炎（小儿麻痹症）
	无细胞百白破疫苗	加强	百日咳、白喉、破伤风
6 岁	麻腮风疫苗	第二次	麻疹、腮腺炎、风疹
	乙脑减毒疫苗	第三次	流行性乙型脑炎

06 | 计划外疫苗的接种

现在我国的经济水平已经达到一个崭新的高度，国家每年都会给适龄儿童接种一些疫苗。有的疫苗是国家免费的，有的疫苗是国家推荐接种的，需要自己缴费，也就是计划外疫苗。那么计划外疫苗都有哪些？接种时间表是怎么样的呢？接种的时候又需要注意什么呢？

什么是计划外疫苗

除国家规定宝宝必须接种的疫苗外，其他需要接种的疫苗都属于推荐疫苗，也就是计划外疫苗。这些计划外疫苗都是本着自费、自愿的原则，父母可以有选择性地给宝宝接种。如果父母不是很清楚哪些是计划外疫苗，可以对照儿童接种证，在证上没有列出的预防水痘、甲肝、肺炎、流感、出血热、狂犬病等疾病的疫苗，均属计划外疫苗。

计划外疫苗有哪些

计划外疫苗一般有水痘疫苗、HIB 疫苗（B 型流感嗜血杆菌结合疫苗）、轮状病毒疫苗、流感疫苗、23 价肺炎球菌疫苗、出血热疫苗、狂犬病疫苗等。

○水痘疫苗

水痘是一种传染性的疾病，在幼儿园中，如果一人得病，可能将整个幼儿园的宝宝都传染。这种病可引起发热及皮肤长水疱、脓疱，还可能造成肺炎、脑膜炎等并发症，或是并发细菌感染。如果在 1 岁半以前感染水痘，还可能终生隐藏反复发作带状疱疹（俗称"皮蛇"）的危机。宝宝上幼儿园前要完成接种，有些幼儿园在入园时会询问，只有接种过水痘疫苗的孩子才会被接收入园。接种水痘疫苗是预防水痘的最好方法，在接种一次后，体内血清抗体的转阳率可达 98.6%，并可维持 2 年。

○ HIB 疫苗

B 型流感嗜血杆菌感染是严重的传染性疾病。HIB 是寄生于上呼吸道的一种常见细菌，5 岁以下儿童最易感染。若 5 岁前的孩童受到感染，常造成脑膜炎、肺炎、骨髓炎等致命性疾病。欧美各国多已将流感嗜血杆菌疫苗列入常规注射。建议只要家庭经济条件许可，家长应选择给孩子接种该疫苗，接种年龄应在 2 个月以上。一般小于 6 个月初种 3 针，间隔 1 ~ 2 个月，1 岁半时再加强一针；大于 6 个月至 1 岁的孩子初种仅需 2 针，间隔 1 ~ 2 个月，1 岁半时加强免疫一次；1 ~ 5 岁儿童只需注射一次。

○轮状病毒疫苗

宝宝秋天发生的腹泻，主要是轮状病毒引起的。这种疫苗主要是预防宝宝由轮状病毒感染而引起的腹泻，保护率在 60% ~ 70%，不能完全避免宝宝得病，但减轻宝宝腹泻症状的效果比较明显。建议想让宝宝接种该疫苗的家长，在宝宝满 6 个月时即可进行接种，因为此病最容易侵犯 6 个月 ~ 2 岁的宝宝。

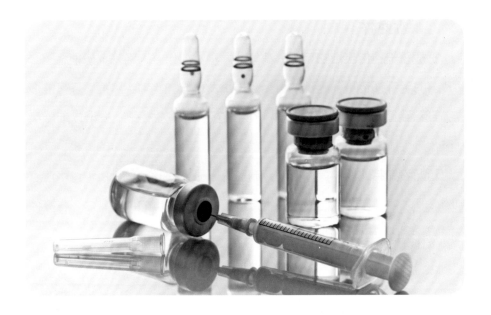

○流感疫苗

6～35个月是宝宝自身免疫功能正在发育和成熟的阶段，这个年龄段的宝宝对外界病毒的抵抗能力相对于大龄宝宝更弱，在遇到流感流行时，更容易感染流感病毒。宝宝感染流感病毒之后容易引发肺炎、中耳炎和心肌炎等并发症，所以应给宝宝接种流感疫苗。一般来说，6个月～3岁的婴幼儿需要注射儿童剂量，第一次注射一针，间隔4周后再接种第二针。

○ 23价肺炎球菌疫苗

肺炎球菌可引发多种疾病，如脑膜炎、中耳炎、支气管炎、关节炎等，病死率高。肺炎球菌有90多种，23价肺炎球菌疫苗就是选取了23种最容易致病的病菌，分别提纯其抗原性强的多糖，按比例混合制成疫苗，起到抗肺炎的作用，能预防85%～90%的肺炎球菌侵袭。

○出血热疫苗

适用于流行性出血热疫区易感人群，按 0、14 天程序接种两针，一年后加强一针。

流行性出血热的早期症状是发热，包括头痛、腰痛等，除此之外，还可能出现面颈、胸部潮红。该病可导致肾脏损害以及侵犯全身多器官组织，而且暂时没有特效药治疗，重点在于预防。

○狂犬病疫苗

世界上还没有一种有效的治疗狂犬病的方法，发病后的死亡率几乎达到 100%。所以，凡被病兽或带毒动物咬伤或抓伤后，都应立即注射狂犬病疫苗。宝宝若被严重咬伤，如伤口在头面部、全身多部位咬伤、深度咬伤等，应联合用抗狂犬病毒血清。

计划外疫苗接种时间表

疫苗种类	接种时间
HIB 疫苗（B 型流感嗜血杆菌结合疫苗）	7 个月注射，间隔 2 ~ 3 个月注射一针，第二年加强一针效果最好
水痘疫苗	1 岁以上接种
肺炎疫苗	2 岁以上接种
流感疫苗	6 个月以上的宝宝根据情况一年接种一次
轮状病毒疫苗	6 个月 ~ 3 岁的宝宝可以每年口服一次

07 | 接种疫苗后的常见反应与处理方法

哭闹

有的孩子在接种疫苗后会出现哭闹的情况，这是正常的反应，一般不会持续太久，多发生在接种疫苗当天。

孩子哭闹时需要看护宝宝的人根据宝宝的情况进行安抚，比如分散其注意力、唱歌、喂奶等，帮助宝宝平静下来。

发热

接种疫苗后发热是很常见的反应，多见于接种疫苗后 24 小时内，持续时间一般不超过 48 小时。

对于轻微发热（低于 38.5℃），如果孩子精神好，注意增加饮水（或者奶），多休息就好，也可以按照常规的发热护理。

如果宝宝体温超过 38.5℃，这时可以适当使用退热药（不能用成人退热药），切记不需要服用抗生素。不要捂热，注意补液（多喝水或者奶），对于情绪烦躁的宝宝要多安抚。

提示：如果宝宝发热持续 3 天以上，或伴有严重咳嗽等症状，一定要尽快去医院就诊。

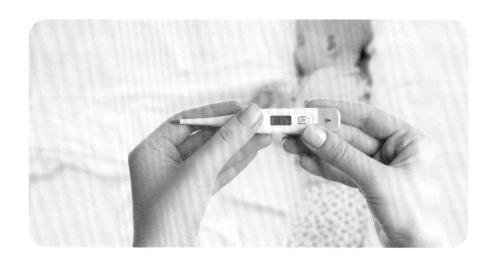

局部红肿和硬结

① 红肿和硬结直径＜15 毫米的局部反应，一般不需任何处理。

② 红肿和硬结直径在 15 ~ 30 毫米的局部反应，可用干净的毛巾先冷敷，出现硬结者可热敷，每日数次，每次 10 ~ 15 分钟。

③ 红肿和硬结直径 ＞30 毫米的局部反应，应及时到医院就诊。

④ 接种卡介苗出现的局部红肿，不能热敷。

皮疹

接种疫苗后，皮疹也是常见的全身反应之一，其中以荨麻疹比较多见，多发生在接种疫苗后数小时到数日间。这种皮疹大多可以在数天内自行消失，一般不需要治疗处理。比如接种水痘疫苗后 12 ~ 21 天会出现水痘，接种麻疹疫苗 5 ~ 7 天后出现一些皮疹，一般 7 ~ 10 天可自行消退。虽然说可以自行消退，但是如果情况严重，还是应及时带孩子去医院就诊。

轻微腹泻

如果宝宝在接种疫苗后出现轻微腹泻，注意给宝宝多喝水，及时更换尿布，保证充足的休息，一般 2～3 天就会自行恢复，不需要进行特殊处理。

如果宝宝腹泻严重，并且持续 3 天以上还没有好转，就需要带宝宝去医院了。

以上都是宝宝接种疫苗后出现的常见反应，家长们不要太过担心，注意让宝宝充分休息，饮食清淡，多喝水，随时观察宝宝情况即可。

除了常见的反应，还有一些不常见的。对于这些不常见的反应，家长们一定要提高警惕，比如过敏性休克、晕厥、血管性水肿等，这些一般在接种疫苗 30 分钟内发生，一旦发生异常情况，要尽快去医院，以免延误治疗时机。

提醒：注射完疫苗后一定要留观 30 分钟！

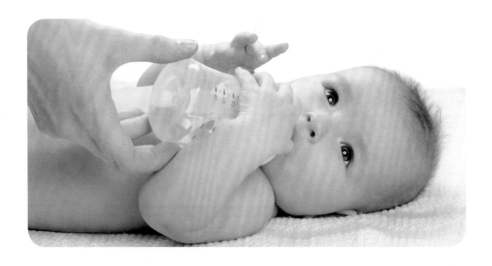

08 | 进口疫苗好还是国产疫苗好

国产疫苗的性价比更高

进口疫苗不一定就更好，国产疫苗性价比更高。目前国产的疫苗和进口的疫苗并不存在明显差距，严格来讲，无论进口还是国产，都是检验合格才能上市，所以质量上都能达标，其有效性和安全性也都是有保证的。在质量上国产疫苗并不会比进口疫苗差，有的国产疫苗出厂标准高于国家标准，而有的进口疫苗可能只是刚好达到国家标准。而且，从性能与价格综合来看，国产疫苗的性价比通常都高于进口疫苗。

大家关注疫苗的问题，本身是可以理解的，但不能一叶障目。公众的恐慌情绪主要是信息不对称造成的，我国的疫苗整体上是没问题的，不必因为一些报道而引起不必要的恐慌。不要迷信进口疫苗。目前我国的疫苗生产技术达到了国际水平，国产疫苗和进口疫苗的差距不大。另外，不主张去国外接种疫苗。这是因为接种疫苗需要在身体状态比较好的情况下进行，如果去国外舟车劳顿，可能影响疫苗的效果。

国产疫苗和进口疫苗的差别

国产疫苗和进口疫苗最主要的不同是它们的生产工艺不一样。

国产疫苗大部分是减毒活疫苗，就是疫苗里的病毒没有完全被杀死，打进体内可以更强地刺激免疫系统，不良反应比较大，但效果较好，一般只需要一次就可以达到保护目的；而大部分进口疫苗是灭活疫苗，里面的病毒全部都被灭了，稳定性好，不良反应弱，但效果也较差，需要打两针或两针以上来加强防疫。它们的价格也相差甚远。国产的价格相对实惠，性价比高；进口的价格比国产的贵上许多，甚至是数倍。总而言之，国产疫苗虽然没有进口疫苗稳定，但是效果好、性价比高，不比进口疫苗差。

如何选择国产或进口的疫苗

有的疫苗只有进口的，像 13 价肺炎结合疫苗；而有的疫苗只有国产的，像手足口疫苗。这种情况下就只能有哪种选择哪种。

而又有国产又有进口的疫苗，就可以根据自身经济、接种后出现不良反应的程度等情况来选择。像国产的脊髓灰质炎疫苗是口服的减活疫苗，可能会导致接种者出现小儿麻痹症症状，这在全世界都是一样的，但进口注射剂型的脊髓灰质炎疫苗是灭活疫苗，就没有这个风险，所以就更推荐家长为宝宝选择接种进口注射型脊髓灰质炎疫苗。

进口疫苗和国产疫苗不建议混合打

一般是不建议混合着打的，因为不同的生产厂家的工艺存在差别，剂量也许有不同，对预防针的接种效果有一定的影响。还有的宝宝会对不同批号的药物产生不良反应，比如发热等。这些都是因人而异的，所以建议家长最好不要中途换药。

09 | 哪些孩子不宜进行免疫接种

接种疫苗的时间、接种者的身体条件、有何禁忌证等，都对疫苗的功效以及接种后可能产生的不良反应有影响，因此接种疫苗前一定要仔细了解自己的身体情况是否适合接种。特别是年轻父母，要了解宝宝对即将接种的疫苗是否有禁忌证，否则很可能不仅没有达到预防疾病的目的，还会引发其他问题。

有以下情况的儿童一般应禁忌或暂缓接种疫苗：

①患有皮炎、化脓性皮肤病、严重湿疹的小儿不宜接种，等待病愈后方可进行接种。

②体温超过 37.5℃，有腋下或淋巴结肿大的小儿不宜接种，应查明病因且治愈后再接种。

③患有严重心、肝、肾疾病和活动型结核病的小儿不宜接种。

④神经系统发育不正常，有脑炎后遗症、癫痫病的小儿不宜接种；有黄疸的宝宝不宜接种疫苗。

⑤严重营养不良、严重佝偻病、先天性免疫缺陷的小儿不宜接种。

⑥哮喘、荨麻疹等过敏体质的小儿不宜接种。

⑦如果小儿每天大便次数超过4次，须待恢复2周后，才可服用脊髓灰质炎疫苗。

⑧最近注射过多价免疫球蛋白的小儿，6周内不应该接种麻疹疫苗。

⑨感冒、轻度低热等一般性疾病视情况可暂缓接种。

⑩空腹饥饿时不宜预防接种。

另外，家长在带宝宝接种疫苗时，一定要将宝宝当时的身体情况详细反映给医生，最好携带相关病史资料。其中有些家长自己难以判断是否适合接种的情况，一定要告诉医生，由医生决定。

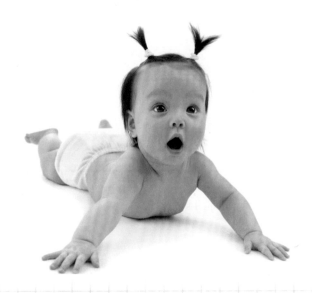

10 | 走出常见疫苗接种的误区

 疫苗打得越全越好

针对小儿的疫苗有很多，除了国家计划免疫范围内的外，有的医院还会推荐很多非计划范围的疫苗。然而给宝宝接种疫苗不能搞"一揽子工程"，而应按照需要来决定。

此外，疫苗在生产过程中会使用某些人体细胞或动物蛋白，这些蛋白在后期提纯时也难以完全去除，若宝宝属过敏体质或体质较弱，则接种疫苗后有造成过敏反应的可能。

 一直是母乳喂养，所以不用接种疫苗了

虽然宝宝可以从母乳中得到部分抗体，但是对于某些传染性疾病，如百日咳、脊髓灰质炎、白喉等疾病，母乳并没有预防作用。而且母乳中的抗体一般只能持续 6 个月，6 个月后宝宝的免疫力下降，因此还是需要接种各种疫苗的。

误区 3　接种疫苗后还得病，是疫苗无效

　　所有被制造出来的疫苗都有对应可防护的病毒，其保护期在原则上是根据个人身体体质而不同的。到目前为止，还没有一种疫苗可以达到所有的宝宝打完疫苗之后都能够被保护的效果，也就是说，没有一种疫苗能够保证接种以后就一定能让人体产生足够的免疫力（如保护性水平的抗体），保证宝宝一定不生病。那些接种疫苗后无法产生足够免疫力的宝宝，在接触到引起疾病的病原体以后，还是有可能生病的。

　　各种疫苗都是有一定效果的，事实已经证明，全世界的宝宝大都在接种疫苗后预防了各种疾病，如麻疹、脊髓灰质炎、白喉等。但是，疫苗也不一定对所有人都有效果，对极少数而言，疫苗几乎没有什么效果。但是对于绝大多数的人来说，接种疫苗还是会获得相应抗体的，因此还是应该接种疫苗。

误区 4　计划外的疫苗不重要，不用接种

　　这个观念可一定要改正，疫苗该不该接种，取决于疫苗的种类，而不是计划内还是计划外。要知道，一种疫苗是否免费，除了考虑它所针对疾病的危害性、流行性以外，还不得不考虑接种疫苗的成本。有的疫苗价格

比较高，目前不太可能被列入免费接种的范围内，但它们预防的疾病确实很重要，有经济能力的父母还是值得为自己的宝宝付费的，比如 B 型流感嗜血杆菌结合疫苗、流感疫苗、水痘疫苗、肺炎疫苗等。

 误区5 联合疫苗的预防效果不如单一疫苗好

不要以为联合疫苗省了很多针，效果也"省"了。要知道，联合疫苗不是简单地将几种疫苗混合在一起，在研制的过程中，同样需要对疫苗的有效性、安全性进行反复验证，在推广应用前还要经过严格的临床实验，要确定它的免疫作用达到与单一疫苗同样的效果，才可以推广应用。所以，宝宝接种联合疫苗，不仅预防效果好，还能让宝宝少挨针。

误区6 部分人认为脊灰病例逐步减少，就不需要接种脊髓灰质炎疫苗了

小儿麻痹症学名脊髓灰质炎，是由脊髓灰质炎病毒引起的急性传染病。随着脊髓灰质炎疫苗接种率提高，报告发病率逐年下降。尽管我国本土已无原发性病例，仍然要按程序及时进行脊髓灰质炎疫苗的接种，方能确保儿童安全。家长切勿盲目停止给儿童接种疫苗，以免出现传染病感染率回潮。

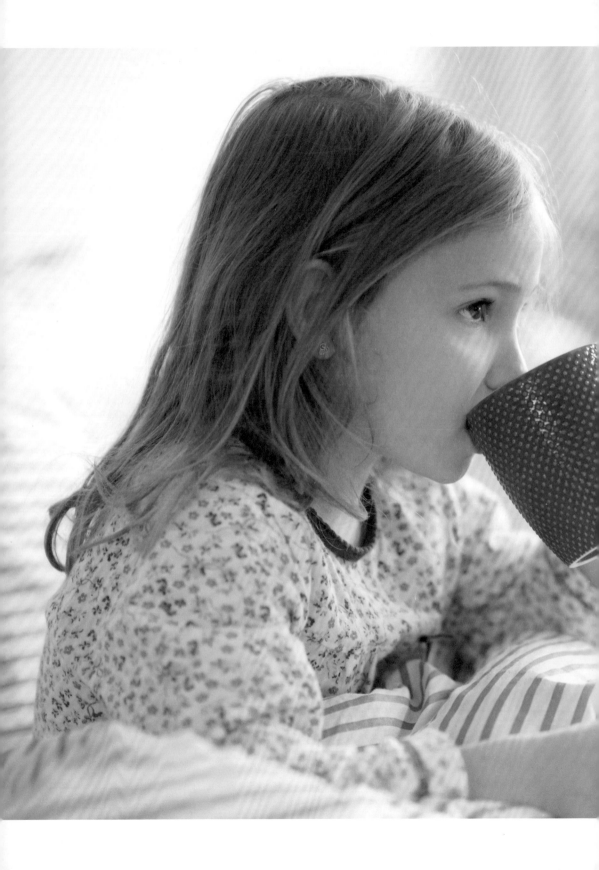

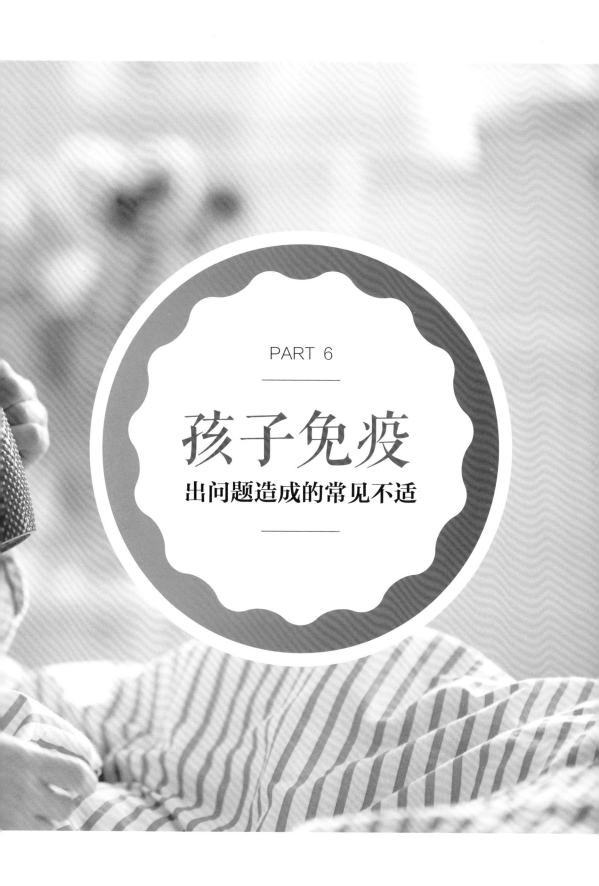

PART 6

孩子免疫

出问题造成的常见不适

01 体虚反复感冒，都是免疫力低惹的祸

感冒又被称为急性上呼吸道感染，是指鼻腔、咽或喉部急性炎症的总称，是小儿常见的急性感染性疾病，一年四季均可发生，尤其多见于寒冷季节或气候骤变时。

病症解析

引发感冒的原因有很多，首先是各种病毒和细菌感染，另外肺炎支原体也可引起感冒。营养不良、缺乏锻炼、过度疲劳以及有过敏体质的孩子，因为身体免疫力低，也容易发生感冒。此外，大气污染、居住拥挤和被动吸烟等环境因素，也容易促成感冒发生。感冒后首先引起的是局部发炎，会出现鼻塞、流涕、喷嚏、干咳、咽部不适和咽痛等症状，随后会出现全身症状，如发热、头痛、乏力等，部分患儿还会出现食欲不振、呕吐、腹泻等消化道症状。

临床症状

风寒感冒：患者有畏寒发热、鼻塞、流清涕、咳嗽、头痛、无汗、肌肉酸痛、吐稀薄白色痰、口不渴或渴喜热饮、小便清长、舌苔薄白等症状。

风热感冒：患者发热较轻、不恶寒，头痛较轻，有汗、鼻塞流涕、咳嗽，痰液黏稠呈黄色，伴咽喉痛（通常在感冒症状之前就痛），口干喜冷饮，小便黄，大便秘结，舌质红，舌苔薄黄。

暑湿感冒：此类型感冒多发生在夏季，病人表现出畏寒、发热、口淡无味、头痛、头胀、腹痛、腹泻、呕吐等症状。

时行感冒（流感）：时行感冒与风热感冒的症状相似，但时行感冒的症状较重。病人出现畏寒高热、寒战、头痛剧烈、全身酸痛、疲乏无力、鼻塞流涕、干咳、胸痛、恶心、食欲不振等症状。

日常防护

○**减少接触病原体的机会。**在感冒高发季节，避免带孩子去人多拥挤的公共场所；如果家中大人感冒，需戴口罩，并尽量少与孩子接触。

○**充分休息。**让孩子卧床休息，保持室内安静、温度适中、通风良好；减少孩子体力活动，让其尽量不要外出，尤其是不要去人多的地方。

○**保持室内空气新鲜。**即使孩子感冒了，也要每天不定时开窗通风，保持室内空气新鲜；注意保持室内的湿度适宜，帮助孩子更顺畅地呼吸。

○**加强护理和体格锻炼。**及时给孩子增减衣物，避免受凉或过多地出汗；让孩子多进行户外活动和体育锻炼，多晒太阳，增强体质。

饮食注意

☑ 保证充足的营养。婴儿期提倡母乳喂养，及时添加辅食，保证孩子能摄入足量的蛋白质及维生素。平时多给孩子吃一些营养丰富和具有抗病毒作用的食物，有助于增强孩子免疫力，减少感冒的发生。

- - -

☑ 补充足够的水分。孩子感冒，往往因发热、呼吸增快而增加水分消耗，家长要注意常喂水；孩子使用退热药后更应注意多喂水，以免大量出汗而引起虚脱。

- - -

☑ 多吃清淡、易消化的食物。可补充一些易于消化、高能量、清淡爽口的流质或半流质食物，如稀粥、牛奶、菜汤、青菜汁等，可减轻孩子的消化负担，有利于身体的恢复。

- - -

☑ 小儿感冒时最好吃易消化、营养丰富的食物，如富含蛋白质的豆腐、鱼肉、鸡肉、鸡蛋、猪瘦肉、乳制品等。

- - -

☑ 多吃营养丰富的黄绿色蔬菜，如小白菜、西蓝花等。

- - -

☑ 预防小儿感冒最好多吃柑橘类或番苹果等富含维生素C的水果。

- - -

☒ 小儿感冒后应少吃凉性的蔬菜和水果，如冬瓜、梨、西瓜、樱桃、桑葚，瓜子、巧克力、糖类等零食也应少吃或不吃。辛辣的食物应禁吃。

02 免疫力低常引发扁桃体炎

扁桃体炎就是咽喉部位的扁桃体感染发炎，属于常见的小儿多发性疾病。急性扁桃体炎的病原体可以通过飞沫、食物或直接接触传播，具有一定传染性。

病症解析

扁桃体炎多由病毒或细菌感染引起，一旦吸入的病原微生物超出孩子机体的防御能力，就会出现炎症反应，诱发扁桃体炎。有些具有原发性免疫缺陷、营养不良的孩子，因为身体免疫力低下，所以只要稍微受到病原微生物的侵袭，就容易诱发扁桃体炎。

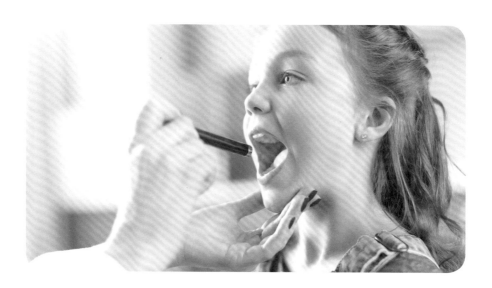

临床症状

孩子患扁桃体炎后，往往出现咽痛、低热或高热，伴有畏寒、寒战、呕吐、食欲不振、吞咽困难、全身乏力、便秘、腰背及四肢疼痛等症状。检查时可发现扁桃体红肿发炎，严重时会有脓点或脓苔。

日常防护

如果治疗扁桃体炎不及时，会导致多种并发症，因此家长要对此病引起重视，在日常生活中注意预防，孩子患病后给予及时合理的处理，避免发生并发症。

○**防止感染。**保持室内空气流通，尽量不带孩子到空气污浊的地方；在感冒多发季节，早晚给孩子用淡盐水漱口，防止孩子感冒而引发扁桃体炎。

○**及时就医。**当孩子出现突发高热、咽喉疼痛、食欲不振、全身乏力等症状时，要及时带孩子到医院就诊。

○**充分休息。**孩子发病时应卧床休息，减少体力活动，保持休息环境的空气清新、光线充足、温度和湿度适宜。

○**密切观察病情变化。**密切监测孩子的病情变化，采取相应的护理措施。

饮食注意

☑ 平时的饮食中注重合理搭配，保证孩子营养摄入均衡，以增强免疫力。

- -

☑ 孩子患了扁桃体炎后，吞咽时往往疼痛难忍，应多吃一些清淡、易消化的流质饮食，如稀粥、蛋羹、菜汤等，忌吃干燥、辛辣、煎炸等具有刺激性、易上火的食物。

- -

☑ 多吃一些富含维生素的新鲜蔬菜及水果，如青菜、番茄、胡萝卜、梨子等，对扁桃体炎具有很好的辅助治疗功效。

- -

☑ 扁桃体炎常伴有发热、出汗的症状，要让孩子多喝温开水，以补充流失的水分；可适当喝一些果汁，如猕猴桃汁、鲜橙汁等增进孩子食欲。

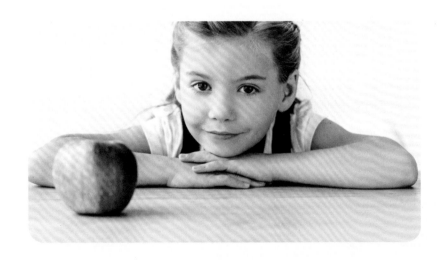

03 营养不良会降低免疫力

营养不良，也即常见的蛋白质 – 能量营养不良，是各种原因导致的能量和（或）蛋白质缺乏的一种儿科常见营养障碍性疾病，主要见于婴幼儿。

病症解析

引起孩子营养不良的原因有胃肠道疾病、不良饮食习惯等，导致孩子对食物营养的摄入、吸收不足，久而久之造成营养不良。长期发热、各种急慢性感染和慢性疾病可能会让孩子的能量代谢增加，如果补充不足，也可能造成营养不良。另外，如果孩子处于疾病恢复期或者追赶型生长期等能量需求增多的时期，若不能给予适当、充分的营养，也会导致孩子出现营养不良。

临床症状

营养不良的主要症状表现分为三种类型：一种以能量不足为主要表现，常出现体重不增、消瘦、体脂减少等，称为消瘦型营养不良；一种以蛋白质不足为主，表现为营养不良性水肿，如"大头娃娃"；还有一种，也是比较多见的一种，就是前两者兼具的消瘦 – 水肿型营养不良。

日常防护

○ **定期进行儿科检查。**检测孩子身高、体重、牙齿数目等身体指标，尽早发现孩子在生长发育上的偏差，以便及早进行干预。

○ **注意户外锻炼。**多晒太阳，补充维生素 D，提高身体素质和免疫力，预防各种疾病感染导致的营养不良。

○ **合理安排生活。**保证孩子良好的睡眠和作息规律，纠正其不良卫生习惯，培养其不挑食、不偏食的饮食习惯。

饮食注意

☑ 注重补充蛋白质。根据患儿的病情轻重及其消化代谢功能，补充适当的蛋白质，如牛奶、瘦肉等，同时兼顾各种营养的平衡。

- -

☑ 适当添加辅食。孩子到了一定月龄，所需的营养物质已经很难从母乳中足量摄取，此时就要为孩子循序渐进地添加辅食，以满足其生长发育。

- -

☑ 适当补充维生素。家长可以将新鲜的蔬菜、水果做成菜泥和果酱，既能增加孩子的食欲，还能补充多种维生素和微量元素，可有效预防营养不良。

- -

☒ 忌食不易消化的食物。蜜饯、花生以及未加工成熟的食物，容易造成孩子消化不良，影响营养的吸收，从而加重营养不良。

04 孩子患肺炎，应及时发现与治疗

肺炎是指不同病原体及其他因素，如过敏等所引起的肺部炎症，是小儿常见病的一种。婴幼儿由于免疫功能不健全，更易发生肺炎，如果不能及时妥善处理，往往会导致病情严重。

病症解析

小儿肺炎多由急性上呼吸道感染或支气管炎等疾病向下蔓延至肺部而引起。通风不良、空气污浊、冷暖失调等均能增加孩子患肺炎的风险。有营养不良、佝偻病、先天性心脏病的患儿免疫力低下，易患肺炎。

临床症状

轻型肺炎多表现为发热、咳嗽、呼吸急促、口周或指甲轻度发绀、精神萎靡、食欲不振、轻度呕吐或腹泻等。

演变为重型肺炎后，除以上症状加重外，还可能出现呼吸困难、心率突然增快超过 180 次 / 分、尿少或无尿、意识障碍、惊厥、血压下降、四肢凉等症状。

日常防护

○ **尽量保证充足的休息。**让孩子多卧床休息，减少活动，注意被褥要轻暖，穿衣不要过多，使患儿感觉舒适，以免引起孩子过多地出汗。

○ **保持呼吸道通畅。**及时清除患儿口鼻分泌物，咳嗽时要拍拍孩子的背部，让孩子适当饮水稀释痰液，促进痰的排出。

○ **密切观察病情。**遵照医嘱给孩子按时服药，注意观察孩子的病情变化，一旦加重，尽快带到医院做进一步检查和治疗。

饮食注意

☑ 服用药物可能引起不良反应，对孩子的身体会产生一定的负面影响，所以家长要尽可能通过饮食调养来达到预防和辅助治疗孩子肺炎的目的。

☑ 营养均衡。婴儿时期尽量母乳喂养，及时增添辅食，断乳后饮食要注重营养的合理搭配，培养孩子良好的饮食习惯，以增强孩子的免疫力。

☑ 鼓励孩子多饮水，以湿润呼吸道黏膜，促进痰液排出，同时也可防止发热导致脱水的发生。

☑ 肺炎痊愈后，要循序渐进，由流食、半流食过渡到软食，再到固体食物。

☑ 对肺炎患儿应给予高能量、高维生素、高蛋白、易消化且有利于宣肺清热的半流质食物，伴有高热的孩子应多饮水、补充适量蛋白质和无机盐，利于维持体内水盐平衡和退热。

☒ 不要过早进补。孩子患肺炎后，家长不要为了增加营养过早给孩子进补，以免增加肠胃的负担。

☒ 禁食辛辣刺激性食物，如辣椒、芥末、咖喱等，否则会加重咳嗽、发热症状；禁食过咸食物，如咸菜、咸鱼等；禁食油腻、难以消化的食物，如油炸食品、肥肉等；禁食生冷寒凉食物，如冰激凌、冷饮、冰镇水果等，否则会损伤虚弱的脾胃和心肺。

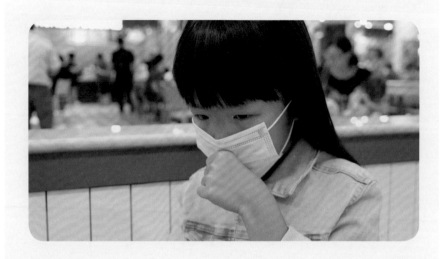

05　冬春季节当心孩子容易得水痘

水痘是由水痘－带状疱疹病毒引起的一种出疹性疾病。其传染性极强，通过接触患者疱疹浆液和空气飞沫均可传染。四季均可发病，以冬春两季多见。

病症解析

水痘是儿童常见的病毒性传染病，多发于冬春季节，主要发生于婴幼儿，以发热及成批出现周身性红色斑丘疹、疱疹、痂疹为特征。水痘是由水痘－带状疱疹病毒引起的，人类是唯一的宿主，该病毒在体外免疫力弱，不能在痂皮中存活，水痘患者是唯一的传染源。患水痘后可获得持久的免疫力，水痘愈后可发生带状疱疹。

临床症状

水痘的前驱期为 24 ～ 48 小时，出现发热、食欲减退、头痛症状，偶有轻微腹痛。前驱期过后即出现皮疹，首先见于头皮、面部或躯干。皮疹初为红色斑疹，很快变为椭圆形的水疱疹，先透明后变浑浊，且出现脐凹现象。当最初的损害结痂时，躯干和肢体上陆续分批出现新的皮疹，口腔、咽喉、眼结膜、外阴黏膜亦可见疹，有明显痒感，结痂后一般不留瘢痕。

日常防护

○ **减轻皮肤病损。**剪短孩子指甲，不要让他抓挠患处。如果孩子年龄小，可给他戴上棉手套，以免反复抓挠搔破皮疹，引起继发感染或留下瘢痕。

○ **减轻皮疹瘙痒。**在洗澡水中放入 4 勺小苏打，可缓解皮肤瘙痒；沐浴后可在未溃破的疱疹上涂抹炉甘石洗剂，疱疹已溃破的应遵医嘱用抗生素软膏。

○ **做好隔离。**孩子发病期间，不要让他出现在公共场合，直到不再具有传染性时再去公众场合。水痘流行期间，家长也要尽量避免让未患过水痘的孩子去公共场所。

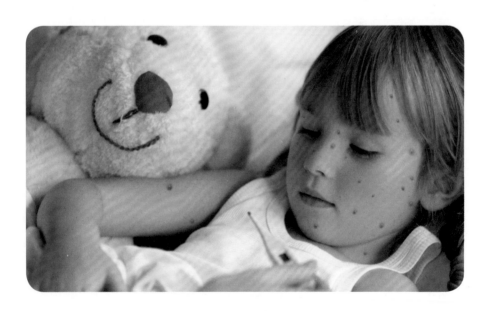

饮食注意

☑ 宜吃清淡、易消化的饮食。发病期间，应给孩子吃容易吞咽并且营养丰富的流质或半流质食物，如稀粥、米汤、牛奶、面条等，可适量加些豆制品、猪瘦肉等。

☑ 多吃含粗纤维的食物。水痘的食疗应以清热解毒为主，要多饮水，多吃含较多粗纤维的蔬菜，可帮助孩子清除体内积热，并使其大便通畅。

☑ 宜食清热解毒、疏风祛湿的食物，如薏米、绿豆、甘蔗汁、马齿苋、金银花等。

☒ 忌生冷、油腻、辛辣刺激性食物。生冷、油腻的食物会导致脾胃运化失调而使机体康复功能减弱，辛辣刺激性食物会引起上火，不利于疾病的康复。如螃蟹、牛肉、羊肉等，这些食物中的异体蛋白容易使机体发生过敏反应，导致病情加重。

☒ 禁食寒性和生冷食物，如雪糕、冷饮；禁食辛辣、过酸咸的食物，如辣椒、葱等；禁食煎炸烧烤等燥热、难消化的食物；出疱疹期间不应食用鱼、虾、蟹。

06 做好日常清洁，让孩子远离手足口病

手足口病是由肠道病毒引起的儿童期急性传染病，常见于 5 岁以下儿童。年长儿和成人也可感染，但一般症状较轻，或为无症状的隐性感染。该病夏秋季节高发。

病症解析

引起手足口病的肠道病毒主要为柯萨奇病毒 A16 型和肠道病毒 71 型，重症病例多由后者感染所引起。患者和隐性感染者均为传染源，传播途径主要为消化道、呼吸道及密切接触传播。

临床症状

手足口病主要表现为口腔黏膜疱疹或者溃疡及手、足、臀等部位出疹，一般先出现斑丘疹，后转为疱疹，可伴有咳嗽、头痛、流涕、食欲缺乏等症状，约半数患儿在皮疹早期会出现低热。患有手足口病的孩子绝大部分可以在 1 周内自愈，也有少部分发展为重症，在发病后 1 ~ 4 天内出现中枢神经系统受累、心肌炎等并发症，如果不及早诊断和救治，就有可能危及生命。

日常防护

○ **做好口腔、皮肤护理。** 进食前后用温盐水漱口；皮疹多数能不用药而自愈，但如果疹子持续不退或更严重时，可遵医嘱给孩子涂药；保持孩子衣被清洁，出现汗湿及时更换；剪短孩子指甲，以免抓破皮疹。

○ **做好消毒。** 孩子用过的玩具、餐具、衣被等用品用无毒、无残留的消毒液浸泡及煮沸消毒，或置于日光下曝晒；居室应定期开窗通风。

○ **密切观察病情。** 根据发热程度及时采取降温措施。如果患儿出现烦躁不安、嗜睡、肢体抖动、呼吸及心率增快等表现，可能出现了并发症，应立即送医治疗。

饮食注意

☑ 手足口病患儿，应食用清热疏风、解毒利湿的食物，如薏米、山药等。发病期患儿口腔疼痛，应以温度适中的粥、牛奶、肉汤等流质食物为主，少食多餐。

☑ 食物要软。给孩子易于吞咽的流质或半流质饮食，如粥、米糊、菜泥、鸡蛋羹等，注意要少食多餐，以维持基本的营养需要。

☑ 鼓励孩子多喝温开水，以补充发热消耗的水分，防止脱水。

☒ 忌刺激性食物。患病期间应避免食用鱼、虾、蟹等易使病情加重的食物及冰冷、酸咸等刺激性食物；食用过热的食物可能会刺激破溃处而引起疼痛，因此食物不能太烫。

07 鼻子老出汗说明免疫力差

多汗症往往表现为自汗和盗汗。自汗是指人体不是因剧烈活动、天气炎热、衣被过厚或服用发汗药等因素而自然汗出；盗汗是以夜间或睡梦中出汗为特征的一种病症。

病症解析

引起孩子多汗的原因主要有两方面：一是生理性多汗，现代医学认为，小儿时期由于代谢机能比较强且活泼好动，所以出汗量比成人多，属生理现象；二是病理性多汗，通常由疾病引起，如小儿活动性结核病、自主神经功能紊乱、风湿热、佝偻病等病症均可引发多汗。

临床症状

生理性多汗的主要症状表现为孩子入睡时头颈部出汗、熟睡后汗量减少，游戏、跑跳等活动后出汗多，衣被过厚时出汗多等现象；病理性出汗的主要症状为安静时或晚上入睡后出汗较多，可弄湿枕头、衣服，有时还伴随其他疾病现象，此外还常伴有口渴便干、胃口不佳、四肢发冷等症状。

日常防护

○ **衣被不宜过厚。**给孩子穿盖得过多，易导致孩子大量出汗，也不利于增强免疫力。因此，家长不要盲目给孩子多穿多盖，给孩子的衣被应选择透气性、吸水性好的棉质材料。

○ **异常多汗及时就诊。**如果孩子在安静状态下经常出汗，或者有其他并发症状，则有可能是疾病导致的多汗，应及时去医院就诊，以查明病因，进行针对性治疗。

○**及时清洁身体。**过多的汗液积聚容易导致患儿皮肤溃烂，并引发皮肤感染。家长应该给多汗的孩子勤擦浴或洗澡，及时更换衣物，保持皮肤清洁。应注意勤换衣被，并随时用软布擦身，或外用扑粉，以保持皮肤干燥。身上有汗时，应避免直接吹风，以免受凉感冒。

多汗易造成阴津亏损、阳气受伤，因此要多给患儿饮水。饮食要忌辛散、攻伐之品，以防止正气受伤，汗出更甚。

妈妈可以帮孩子按耳穴缓解盗汗，耳穴选肺、脾、皮质下耳穴，按摩至出现热胀感而止，每穴 60 下，10 天为一疗程。

饮食注意

☑ 中医认为，小儿多汗是阴阳失调、腠理不固导致的汗液外泄失常，属于阴虚的症状。因此应多给孩子食用一些补阴的食物，多吃一些养阴生津的食物，如小米、麦粉及各种杂粮和豆制品，牛奶、鸡蛋、瘦肉、鱼肉等，水果、蔬菜也应多吃，特别是要多吃苹果、香蕉、葡萄、山楂、西瓜等含维生素多的水果。

☑ 出汗严重的孩子，由于体内水分流失过多，容易引起脱水。家长应多给孩子喝一些温的淡盐水，以补充流失的水分，并维持体内电解质平衡。

☑ 多吃一些具有健脾作用的食品，如粳米、薏米、山药、扁豆、莲子、大枣等，既能健脾益气，又能和胃，可以煮粥食用。

☒ 辛辣刺激性的食物容易对消化系统产生不良刺激，且容易引起上火，对阴虚多汗的孩子不利；也不宜给孩子食用煎、炸、烤制等不易消化的食品。

08 孩子腹泻，辨明原因很重要

小儿腹泻是各种原因引起的以腹泻为主要临床表现的胃肠道功能紊乱综合征。本病多发于 1～2 岁的小孩。

病症解析

引起小儿腹泻的原因包括非感染性因素和感染性因素两个方面。非感染性因素包括：小儿消化系统发育不良，耐受力差；气候突然变化，小儿腹部受凉使肠蠕动次数增加，或因天气过热使消化液分泌减少，因而诱发腹泻。感染性因素是指多种病毒、细菌、真菌、寄生虫等，可通过污染的日用品、玩具或带菌者传播。

临床症状

大便次数增多： 每日大便次数多在十次以下，少数病例可达十几次，每次大便量不多。

大便性状改变： 大便稀薄或带水，呈黄色，有酸味，常见白色或黄白色奶瓣（皂块）和泡沫，可混有少量黏液。

全身症状： 患者一般无发热或发热不高，伴食欲不振，偶有溢乳或呕吐。轻者无明显的全身症状，精神尚好，无脱水症状，多在数日内痊愈；重者会出现脱水症状，精神差，皮肤干燥，眼窝、前囟凹陷，小便减少等。

日常防护

应适当控制腹泻患儿的饮食，减轻其肠胃负担。

腹泻严重及伤食泄泻患儿可暂时禁食 6 ~ 8 小时，随着病情的好转，再逐渐增加饮食量。

保持皮肤清洁干燥，勤换尿布。每次大便后，宜用温水清洗臀部，并扑上爽身粉，防止发生红臀。

饮食注意

☑ 治疗小儿腹泻，主要从抑制致病菌、健脾祛湿、涩肠止泻着手。临床上常用的中药材和食材有白扁豆、石榴皮、藿香、补骨脂、陈皮、薏米、山药、桔梗、神曲、麦芽、莱菔子、白萝卜、马蹄、石榴、猪肚、牛肚、砂仁、莲子、苹果等。

☑ 宜食含有果胶的碱性食物，如苹果、土豆、胡萝卜等，可起到一定的止泻作用。

☑ 补充患儿体内流失的水分，宜喝糖盐水、盐稀饭、盐米汤、酸奶等。

☑ 密切观察病情变化，防止发生泄泻。

☒ 忌食油腻、生冷及不易消化的食物。

09 孩子便秘，饮食调整为首选

小儿便秘往往是由排便规律的改变造成的，指排便次数明显减少，大便干燥、坚硬、秘结不通，排便时间间隔较久（＞2天）、无规律，或虽有便意但排不出大便。

病症解析

小儿便秘在儿童疾病中较为常见，经常被便秘困扰，对孩子的身体健康和发育都会造成不利影响。究竟是什么原因引起的小儿便秘呢？首先，厌食、少食等不良饮食习惯，肠道内食物残渣少，对肠道的刺激小，肠蠕动减弱，就容易引起便秘，而且厌食、少食可能造成孩子营养不良，从而加重便秘；其次，当孩子的饮食以高蛋白食物为主，富含膳食纤维的食物、水果、蔬菜等摄入较少时，无法促进孩子肠道蠕动，也会使孩子大便过硬、过干，引起便秘。

临床症状

小儿便秘的主要症状包括排便次数减少，粪便干燥、坚硬，有排便困难和肛门疼痛，有时粪便擦伤肠黏膜或肛门还会引起出血。如果长期便秘，很可能导致孩子精神不振、乏力、食欲下降等。

日常防护

作为孩子的日常护理师，家长不仅要知道引起孩子生病的原因、主要症状，还应该学会必要的日常防护知识，只有这样，才能帮助孩子远离疾病、健康成长。

○**养成良好的排便习惯。**每日定时排便，形成条件反射，建立排便规律。鼓励孩子及时排便，以免抑制便意。

○ **帮孩子按摩腹部。**加强对肠道的机械刺激，增加肠蠕动，帮助孩子顺利排便，不受便秘的困扰。

○ **不可擅自服药。**未经医生许可，不能擅自给便秘患儿服用泻药或者灌肠剂，以免造成不良反应或药物依赖。

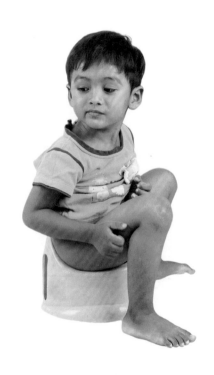

饮食注意

☑ 发生便秘的孩子十之八九都与不良的饮食习惯有关，因此家长要秉持健康科学的饮食原则，让孩子吃得好，也吃得健康。

☑ 孩子的辅食制作不要过于精细，辅食添加的量要由少到多，以免因为缺乏纤维素或饮食过量而引起便秘。

☑ 适当增加蔬菜、水果和富含膳食纤维的食物摄入，既有利于肠道蠕动、预防便秘，还能补充营养、平衡膳食。

☑ 因为挑食、少食而营养不良的孩子，要加强营养，增强体力，使腹壁和肠壁增厚、张力增加，从而改善便秘的症状。

☑ 母乳喂养的便秘患儿，妈妈不宜过量食用高蛋白的食物，应多吃一些蔬菜、水果，同时给宝宝喂些温开水，起到润肠的作用。

☑ 充足水分的摄入有助于软化粪便，并促进粪便顺利通过结肠。如果孩子不喜欢喝白开水，可以适当喝些果汁，以便预防便秘的发生。

☒ 忌食辛辣、燥热刺激性的食物，如辣椒、花椒、浓茶、芡实、橘子、巧克力、荔枝、红枣等。

10 孩子发热，正确降温是关键

发热是小儿最常见的症状，尤其是儿童。引起孩子发热的原因最常见的是呼吸道感染，如上呼吸道感染、急性喉炎、支气管炎、肺炎等；也可以由小儿消化道感染，如肠炎、细菌性痢疾引起；其他，如泌尿系感染、中枢神经系统感染；麻疹、水痘、幼儿急疹、猩红热等也可以导致发热。

病症解析

小儿发热是指小儿体温在 39.1 ~ 41℃。发热时间超过两周为长期发热。小儿正常体温常以肛温 36.5 ~ 37.5℃、腋温 36 ~ 37℃衡量。若腋温超过 37.4℃，且一日间体温波动超过 1℃以上，可认为是发热。低热是指腋温为 37.5 ~ 38℃，中度热为 38.1 ~ 39℃，高热为 39.1 ~ 41℃，超高热则为 41℃以上。

日常防护

一般宝宝发热在 38.5℃以下不用进行退热处理，选用物理降温；38.5℃以上应采用相应的药物退热措施。

物理降温：温水擦浴，用毛巾蘸上温水（水温以不感烫手为宜）在颈部、腋窝、大腿根部擦拭 5 ~ 10 分钟。

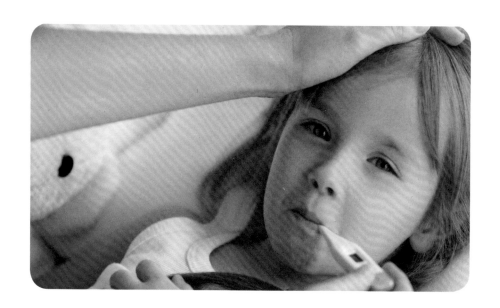

饮食注意

☑ 饮食宜富有营养，如鲜鱼、瘦肉、牛奶、豆浆、蛋品等。

☑ 多饮水，吃一些容易消化、清淡的食物，以流质软食为宜，如菜汤、稀粥、面汤、蛋汤等。

☒ 忌食油腻、油炸、辛辣之食品，气虚血亏者还忌食生冷及寒凉性食物。

11 孩子咳嗽，勿急用止咳药

小儿咳嗽是小儿呼吸系统疾病之一，当呼吸道有异物或受到过敏性因素的刺激时，会引起咳嗽。

病症解析

小儿咳嗽是一种防御性反射运动，目的是阻止异物吸入，防止支气管分泌物的积聚，清除分泌物，避免呼吸道继发感染。小儿咳嗽的原因包括上呼吸道感染、支气管炎、咽喉炎、过敏性病史以及吸入异物，故任何病因引起的呼吸道急慢性炎症均可引起咳嗽。小儿咳嗽根据病程可分为急性咳嗽、亚急性咳嗽和慢性咳嗽。

日常防护

○**夜间抬高宝宝头部。**如果宝宝入睡时咳个不停，可将其头部抬高，咳嗽症状会有所缓解。头部抬高对大部分由感染而引起的咳嗽都是有帮助的，因为平躺时，宝宝鼻腔内的分泌物很容易流到喉咙下面，引起喉咙瘙痒，致使咳嗽在夜间加剧，而抬高头部可减少鼻腔内分泌物向后引流。

还要经常调换睡觉时的体位，最好是左右侧轮换着睡，有利于呼吸道分泌物的排出。

饮食注意

☑ 小儿咳嗽的饮食以新鲜蔬菜为主，适当吃豆制品，荤少吃荤菜，可食少量瘦畜肉或禽、蛋类食品。食物以蒸煮为主。水果可给予梨、苹果、藕、柑橘等，量不必多。宜多喝水，除满足身体对水分的需要外，充足的水分可帮助稀释痰液，使痰易于咳出，并可增加尿量，促进有害物质的排泄。

☑ 小儿咳嗽期间应注意饮食清淡，以易消化且营养丰富的食物为主，如富含维生素的新鲜水果、绿叶菜、豆腐、木耳、蘑菇等；可适当吃清肺、止咳化痰的食物，如白萝卜、冬瓜、丝瓜、梨等。

☒ 禁食辛辣、刺激性食物，如辣椒、麻椒等；忌食肥甘滋腻的食物，如甜点、巧克力、肥肉、油炸食品等；忌食酸涩、收敛性的食物，不利于宣发肺气，如柠檬、李子、石榴等。

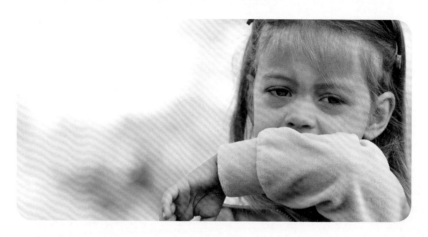